ドクターが教える

抗がん剤治療がラクになる生活術

元日本赤十字社医療センター
化学療法科部長
なかがわ内科クリニック院長
中川靖章［監修］

日東書院

はじめに

本書は、2013年に出版した『抗がん剤治療中の生活ケアBOOK』（実業之日本社）の全体を見直し、進展著しいがん治療の現実に即した内容となるようリメイクを試みたものです。

近年、健診の普及・検査技術の発展によって、がんの早期発見や有効な治療法への見通しが立てやすくなりました。抗がん剤治療（化学療法）の進歩にも目を見張るものがあり、分子標的薬に代表されるような、今までにない作用機序《さようきじょ》を持った新薬も開発されています。

より早い段階でがんを治療できるようになったこと、そしてよりよい薬が増えてきたことで、患者さんの意識も、一昔前とは変わってきているように思います。昔は、がんと宣告された時点で絶望される方がやはり多かったものです。でも今は、どの段階でもがんと闘える可能性が広がっています。薬の副作用をやわらげる支持療法《しじりょうほう》の進歩により、外来での抗がん剤治療も当たり前になってきました。がんと闘いながら、社会復帰する患者さんも増えています。

がんが深刻な病気であることは、昔も今も変わりません。誰もが一度は「なぜ私が…」と思うものです。でも今は、現実を受け止めて前向きにがんと闘うためのよりよい医療チームを、私たちは提供することができます。もちろん患者さん、そのご家族もチームの一員です。

その際に大切なのは、患者さんによるセルフケアです。治療中の辛い思いを減らし、ＱｏＬ（生活の質）を高めながら闘病意欲を維持しつつ治療を継続することが理想的です。特に薬剤の副作用ケアが不十分だと、治療自体が延期・中止となり病状悪化につながります。だからこそ、患者さんにできるだけ薬の副作用やセルフケアの方法を理解してもらいたい。それが本書最大のテーマであり、我々医療従事者は、常にそのお手伝いをしていきたいと思っています。

私は現在、日本赤十字社医療センターという先端病院での医療と、自身のクリニックという患者さんにより身近な存在での医療を掛け持ちながら活動しています。クリニックを開院して、『大きな病院では聞きにくいので…』と、遠方から来院される患者さんが予想以上に多いことに驚きました。大病院でしかできないことも多いのですが、もっと気軽に受診できることはクリニックの大きなメリットなのでしょう。それぞれの役割は違いますが、分子標的薬の進歩によりクリニックでも対応可能ながんの治療も増えており、それぞれの医療機関の長所を生かした連携に取り組んでいます。「可能な限りいろいろな形で患者さんに寄り添い、一緒にがんと戦っていきたい」そんな思いから、治療に役立つ知識を盛り込んだ本書も生まれました。

最後に、刊行に際して尽力いただいたすべての方々に、心から感謝の意を表します。

元日本赤十字社医療センター化学療法科部長
なかがわ内科クリニック院長
中川靖章

ドクターが教える 抗がん剤治療がラクになる生活術

CONTENTS

Chapter 2 症状別副作用ケア

……55

Chapter 3 治療中の生活セルフケア

Chapter1

“がん”について
知っておきたいこと

◀日本のがん事情▶

本当にがんは増えているの？

２人に１人ががんになる？

「日本人の２人に１人はがんにかかり、３人に１人はがんで死亡する」

がんについて語られる際、最近よく使われるフレーズです。がんが日本人の死因トップとなったのは１９８１年。以来、がんによる死亡率は上昇し続け、先進諸国の中でも増え続けているのは日本だけと言われています。

「死因別の死亡率年次推移」（図Ａ）をみると、確かに他疾患とは比べ物にならないほど増え続けています。「２人に１人はがんになる」という現実を裏づけるような、怖いデータに見えますよね。

(図A) ▼日本人の主な死因別にみた死亡率の年次推移

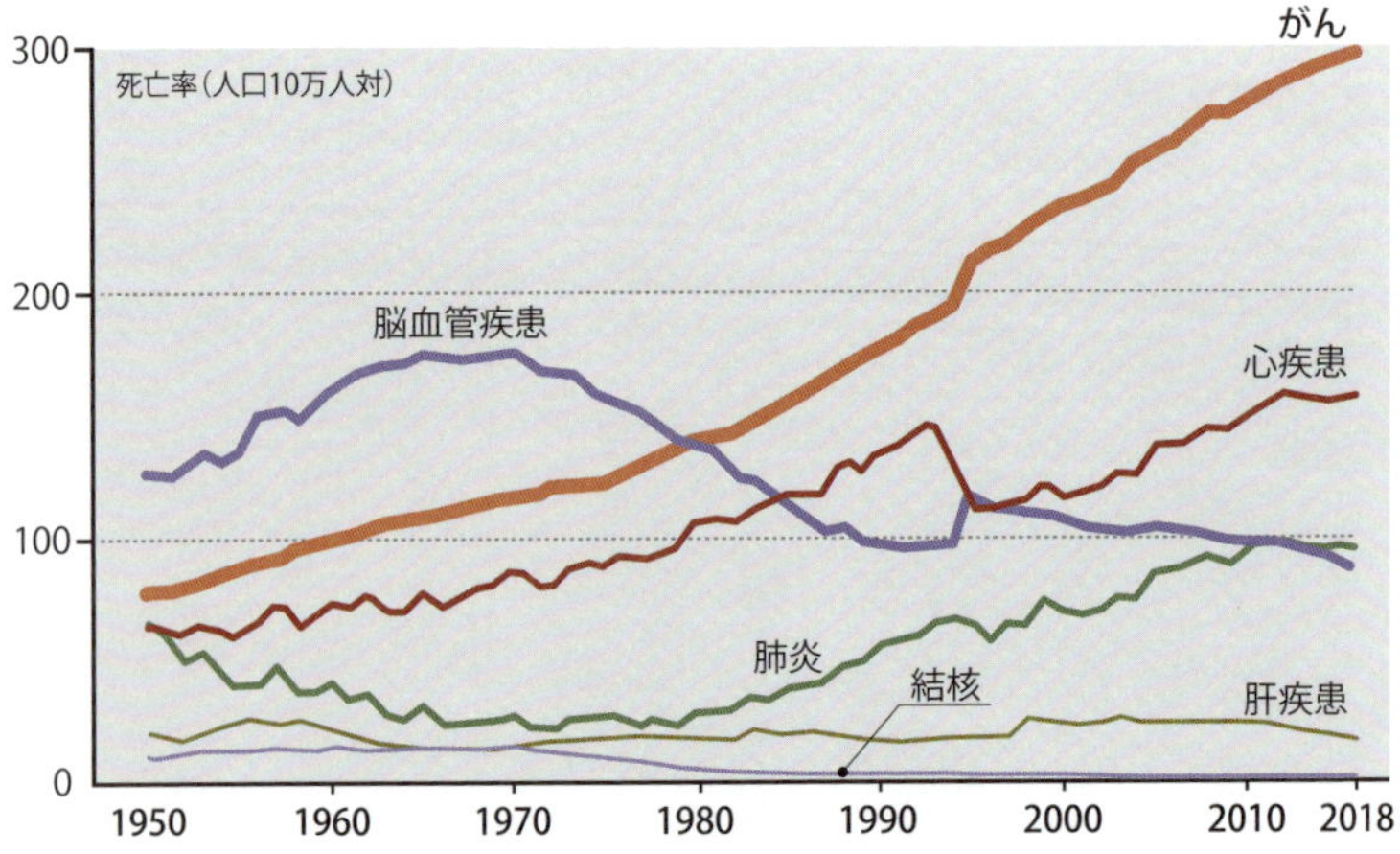

厚生労働省／ 平成28年人口動態統計月報年計（概数）の概況

高齢化という日本の事情

しかし、これらの数字は、不安を過剰に煽《あお》るきらいがあります。なぜなら、がんによって亡くなる方は、高齢者層に集中しているからです。

超高齢社会に突入している日本人の平均寿命は、男性で80・75歳、女性で86・99歳(2015年)。2016年の人口割合では、65歳以上が27・3%を占めており、がんによる死亡率が高まってくるのは60代以降の話です。

「2人に1人はがんになる」というのは、国立がん研究センターのデータが根拠となっています。生涯の罹患リスクは、男性で63%、女性で47%ですから、確かに2人に1人ががんになっています。しかし問題

▼生涯のがん罹患リスク

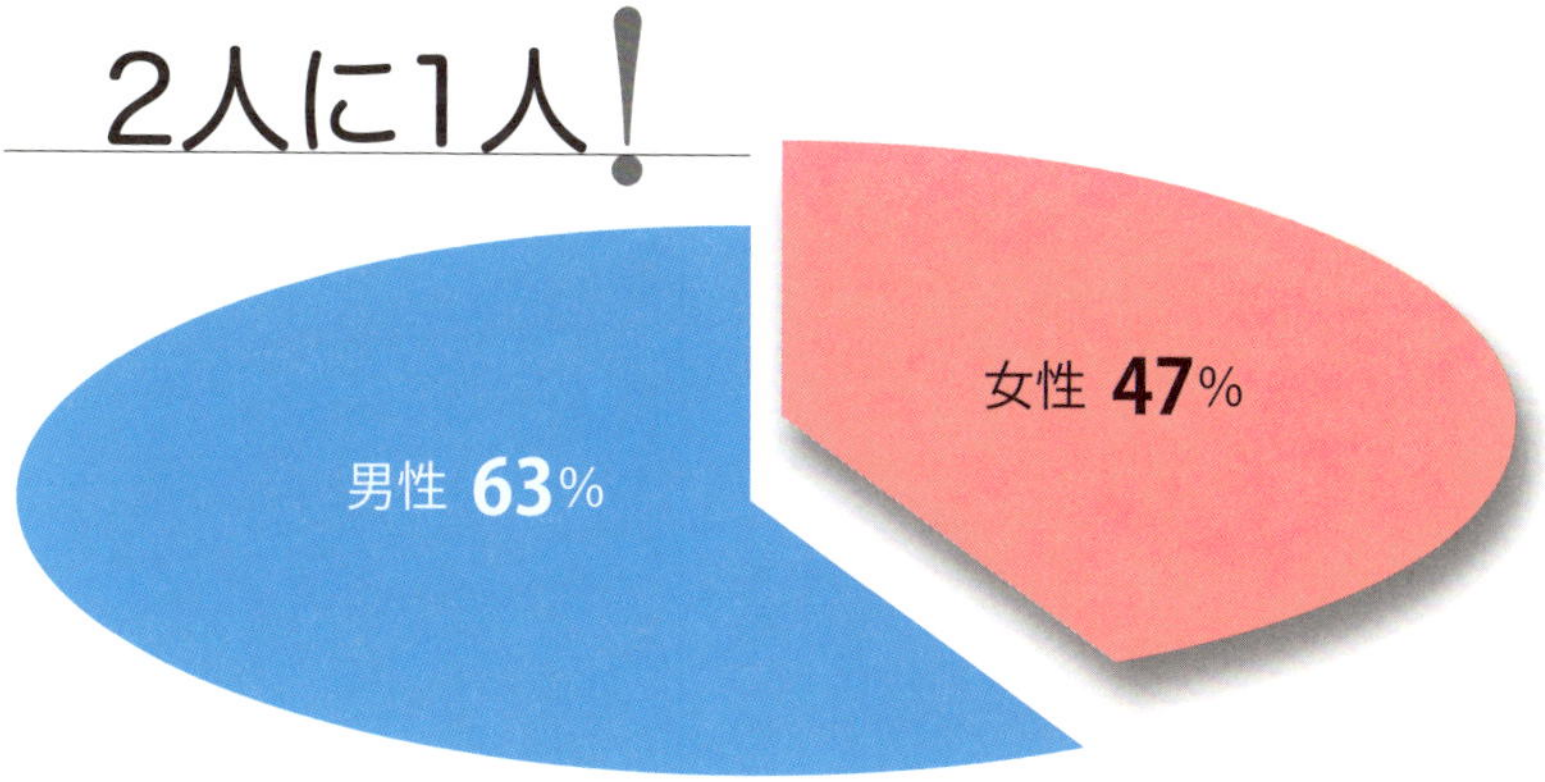

国立がん研究センター／がん対策情報センター(2013年)

なのは、いつがんになるかです。

　次の表「男性の年齢別がん罹患リスク」（図B）をみてください。40歳の男性が、20年後にがんになる確率は7%。10人に1人にもなりません。「2人に1人ががんになる」というのは、80歳を過ぎてからの話だったのです。

（図B）▼男性の年齢別がん罹患リスク

（単位：%）

現在の年齢	10年後	20年後	30年後	40年後	50年後	60年後	70年後	80年後	生涯
0歳	0.1	0.3	0.5	1	3	8	22	42	63
10歳	0.1	0.4	1	2	8	22	42	—	63
20歳	0.3	0.8	2	8	21	42	—	—	63
30歳	0.6	2	8	21	42	—	—	—	63
40歳	2	7	21	42	—	—	—	—	63
50歳	6	20	41	—	—	—	—	—	64
60歳	16	39	—	—	—	—	—	—	63
70歳	30	—	—	—	—	—	—	—	61
80歳	—	—	—	—	—	—	—	—	54

国立がん研究センター／がん対策情報センター

他の疾患で死ぬ人が減っている

　ここで、死因別の死亡率年次推移（図A）を、もう一度みてみましょう。がんと並んで高齢者の死因となりやすい心疾患と肺炎を除いた疾患は、減少しているか横ばいであることに気づきます。心疾患と肺炎にしても、近年は横ばい傾向ですね。

　これは、医療の進歩や生活環境の改善などにより、がん以外の疾患で死亡する人が減ったということです。他の疾患で死亡することなく長生きすれば、高齢になるほど発症しやすいがんにかかり、最期を迎える確率は高まります。

　ここまでの話をまとめると、日本人のがん死亡者が増え続けている背景には、高齢者の増加、他疾患の予防・治癒率向上があ

◀日本のがん事情▶

本当にがんは増えているの?

ると言っていいでしょう。

高齢者が増えればがんも増える

特定の疾患へのかかりやすさなど、各国の健康事情は、年齢構成や平均寿命、医療体制、生活・社会環境などによって異なります。年齢構成で考えれば、高齢者ほど死亡確率は高まるわけだから、高齢者が多い国のほうが、若者が多い国より死亡率が高くなります。

そしてがんは、加齢を重ねるほど発症しやすい疾患です(この理由についてはP18で説明します)。したがって、平均寿命が延びて高齢者が増えるほど、国全体におけるがんの発症・死亡率が上がるのは当然のことなのです。

死亡率を年齢調整してみると…

がんによる死亡率推移をもっと正確に知りたい。そんな場合の参考となるのが、「年齢調整死亡率」です。

国の年齢構成は、時とともに変化しています。年齢構成が異なれば年ごとの正確な比較はできません。年齢調整死亡率とは、年齢構成の違いを補正して取り除き、比較しやすくした統計データです。

次のグラフ(図C1・2)をみてください。これは1970年から2015年にかけての日本人のがん年齢調整死亡率(下)と罹《り》患率《かんりつ》(上)の推移です。年齢調整したグラフをみると、死亡率(全国)は逆に減ってきています。最初のグラフ(図A)とあまりに違うので驚いた方も多いのではないで

（図C1）▼年齢調整死亡率と罹患率の推移（男女計／全年齢）

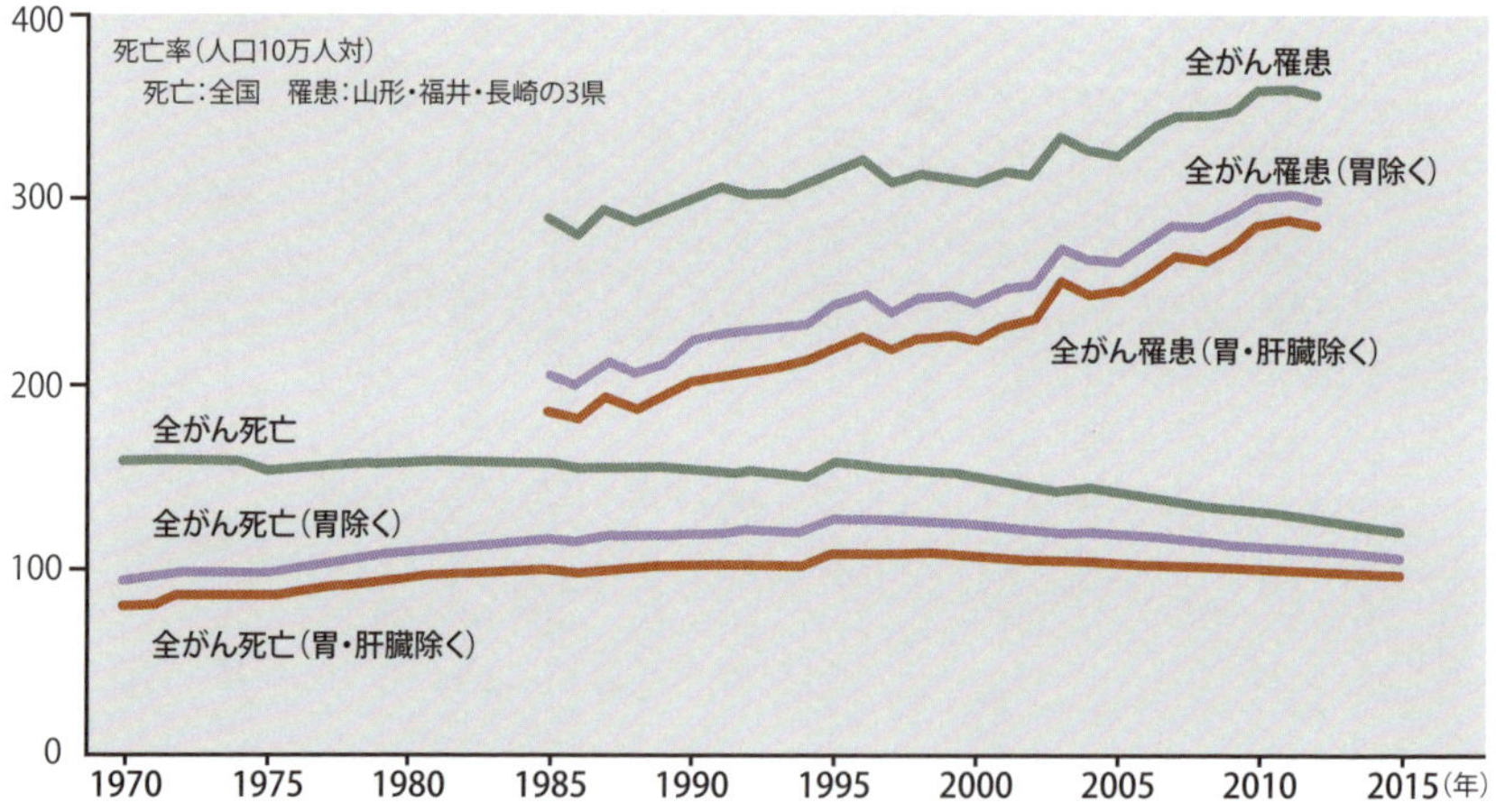

国立がん研究センター／がん対策情報センター

（図C2）▼年齢調整死亡率と罹患率の推移（男女計／75歳未満）

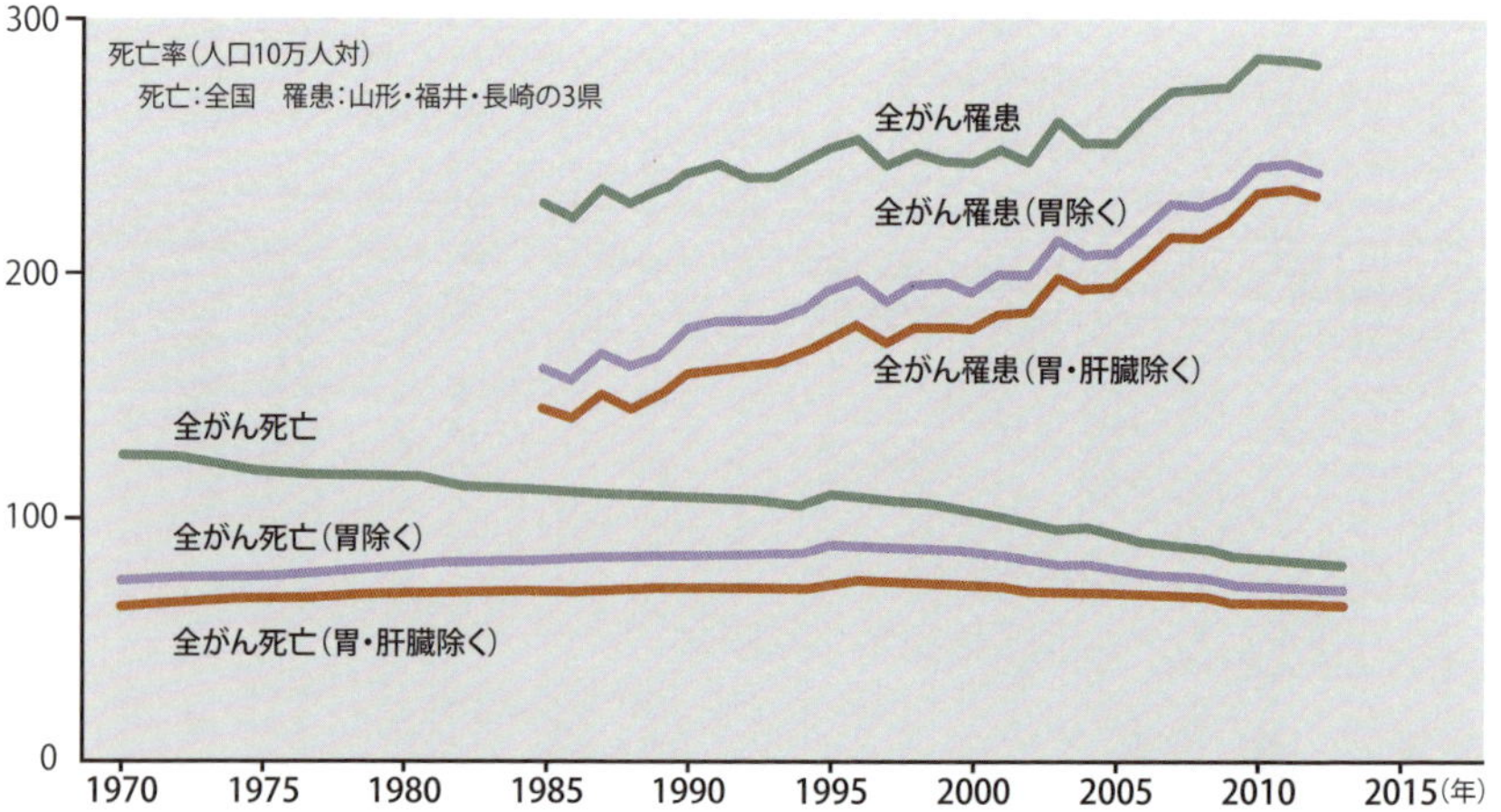

国立がん研究センター／がん対策情報センター

◀日本のがん事情▶

本当にがんは増えているの?

しょうか。

がんが〝治る〟ケースが増えてきた

次に罹患率の推移をみてみましょう。こちらは、山形・福井・長野3県のデータですが、がんにかかる人は年々増えています。ここで死亡率と罹患率の推移を比較検討すると、次のようなことが言えるのではないでしょうか?

がん患者が増えている理由としては、他の疾患で死亡する人が減ったこと、さらに、検査技術の進歩でより早期にがんが発見できるようになったことなどが関係しているでしょう。

そして、がん患者さんが増えているのに死亡率が減っているという事実は、がんにかかっても寛解《かんかい》(病状が収まった状態)するケースが増えていることを示しています。

このデータをみて、がんに対するイメージが少し変わったという方もいるのではないでしょうか? がんが日本人の死因第1位であることに変わりはありません。怖い病気であることも事実です。しかし、寛解して社会復帰が見込める患者さんは、間違いなく増えているのです。

重視されてきた「治療後の生活」

がんの10年生存率

２０１６年1月、国立がん研究センターが初めてがんの「10年生存率」を公表しました。10年生存率とは、がんと診断された患者さんが、10年後に生存している割合を示すデータです。

10年生存率が公表される以前から、５年生存率が毎年公表されていました。なぜ５年かといえば、診断・治療から5年たって再発なく生存していれば、ひとまずがんは治ったとみていいだろうという、一つの目安として考えられてきたからです。

5年から10年に延びた理由

では、５年という目安が10年に延ばされたのはなぜでしょうか？　それは、がんが再発したとしても10年以上生存する患者さんが増えてきたことにあります。これは、新たな抗がん剤の開発など、医療技術の進歩によるものと考えていいでしょう。

▼がん5年生存率の推移

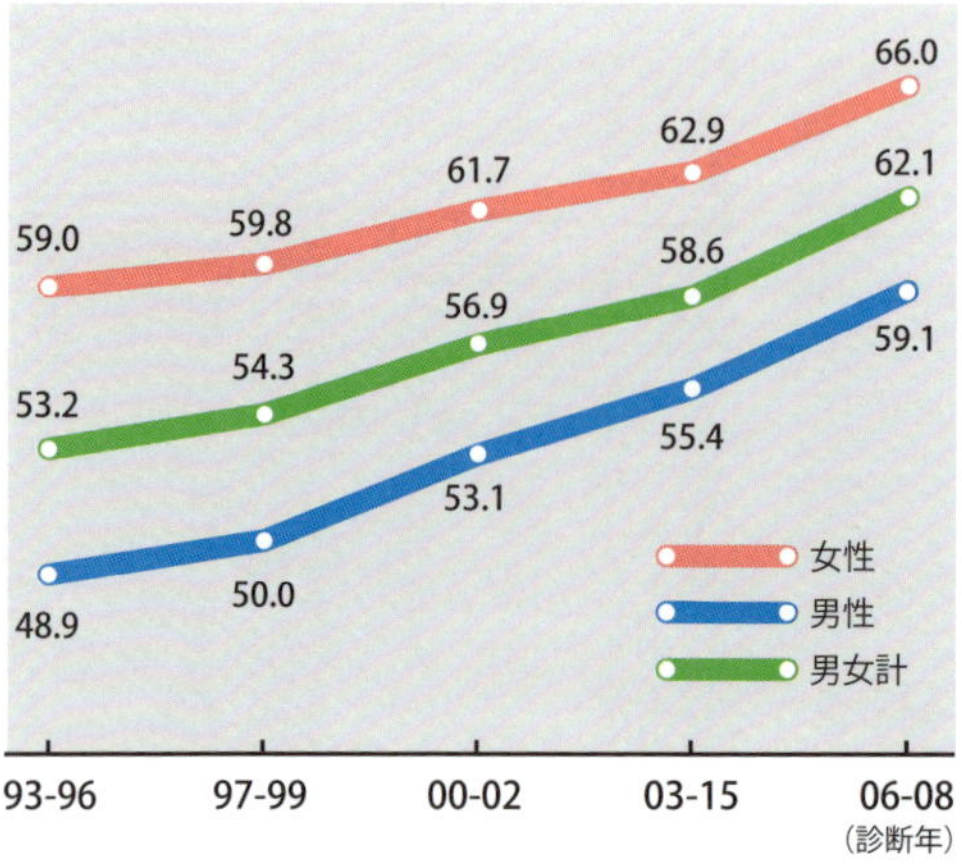

国立がん研究センターがん対策情報センターデータより作成

10年という期間が適切であるかどうかは、今後の評価を待つしかありません。しかし、5年が10年に延長されたことからは、「がんになっても長期間の生存が可能となった現実に合わせよう」という意図が読み取れます。

がんサバイバーの時代

最近になって、日本でも「がんサバイバー」という言葉が認知され始めました。がんサバイバーとは、がんが治って生き延びた人のみを指すのではなく、「がんの診断を受けたすべての人」と定義されています。

治療を終えてがんが消失したとしても、ケアやサポートが一切不要になるわけではありません。治療の後遺症や再発の不安、社会復帰に向けた就労、周囲との人間関係など、がんサバイバーは、様々な心身的・社会的問題を抱えて生きていきます。

がんにかかる人が増え、生存率も年々向上している時代。自分が罹患していなくとも、家族や周囲の患者さんへの理解が求められます。誰もが「自分ごと」として、がんに向き合う機会が増えています。

がんサバイバーの概念は、患者さんだけではなく、その家族や介護者も含めたもの。がんサバイバーが抱える様々な問題を、治癒や再発の区別なくサポートする取り組みが、医療という枠を超えて必要とされているのです。

がん細胞が発生するしくみ

老化とともに増える遺伝子のキズ

人間の体は数10兆個もの細胞からできています。これらの細胞のうち、寿命を迎えた細胞は死に、替わりに新たな細胞が誕生します。細胞は死と再生を繰り返すことで、リフレッシュしながら生命体としての調和を保っています。

新しい細胞は細胞分裂によって生まれますが、その際に古い細胞から遺伝子（DNA）を受け継ぎます。遺伝子は細胞の設計図に当たるもの。だから正確にコピーする必要があります。

しかし、完璧な人間でもたまに失敗することがあるように、遺伝子にもコピーミスが起こることがあります。この状態を「遺伝子にキズがつく」とか「突然変異《とつぜんへんい》」と呼んでいます。遺伝子のキズは、老化に伴い増えていきます。コピーを何度も繰り返せば、少しずつ劣化が生じるわけです。

がん遺伝子とがん抑制《よくせい》遺伝子

遺伝子にキズがつくと、遺伝子の変異や増幅などによってがん遺伝子が活性化することがあります。がん遺伝子とは、がんの発生を促《うなが》す遺伝子ですが、逆にがんの発生を抑えるがん抑制遺伝子も存在します。

がん抑制遺伝子は、遺伝子のキズを修復し、がん細胞の増殖を妨げます。がん抑制遺伝子が優勢ならば、がんは発症しません。

しかし、何らかの原因でがん遺伝子の作用が強くなったり、がん抑制遺伝子の作用

▼がん発症のメカニズム

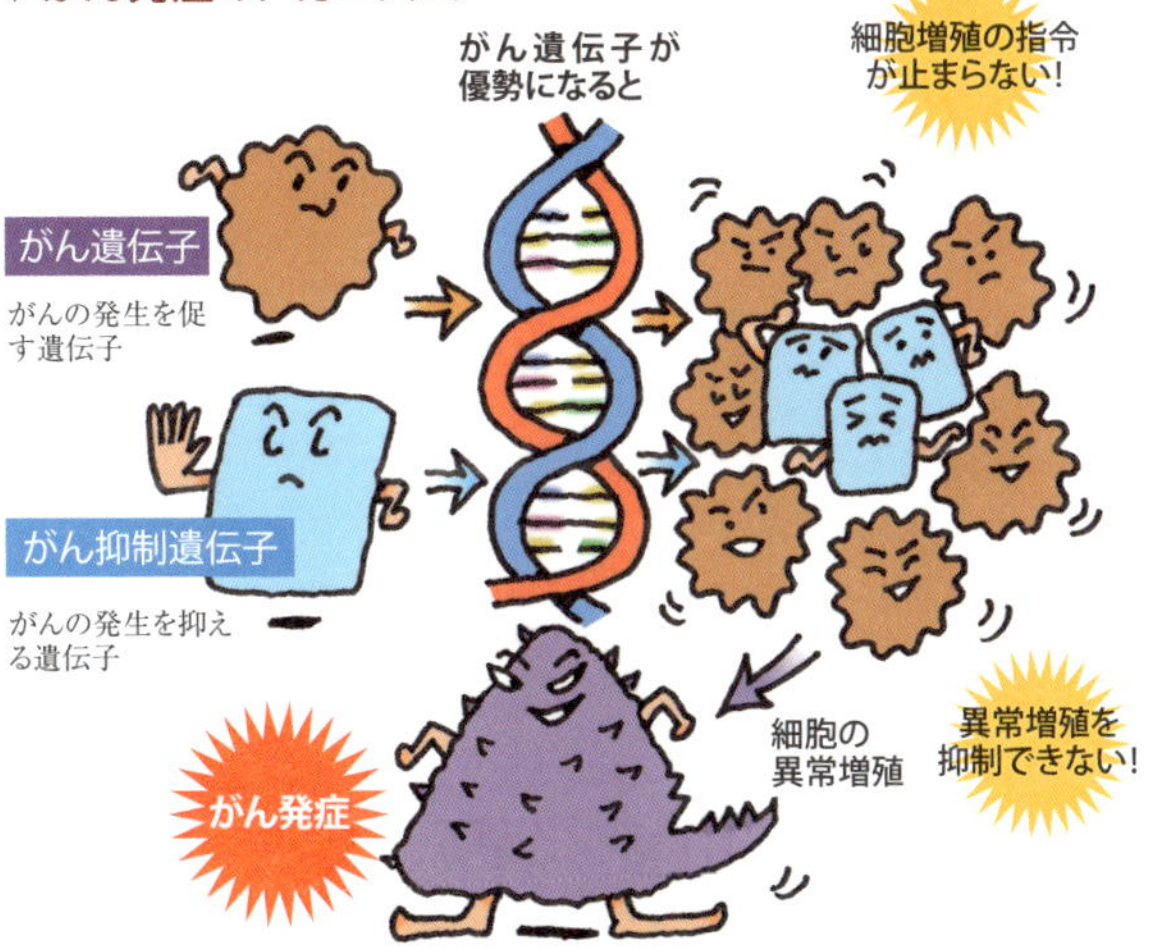
がん遺伝子が
優勢になると
細胞増殖の指令
が止まらない!
がん遺伝子
がんの発生を促
す遺伝子
がん抑制遺伝子
がんの発生を抑え
る遺伝子
細胞の
異常増殖
異常増殖を
抑制できない!
がん発症

が弱まったりすると、がん細胞が異常増殖を開始します。

これは、遺伝子のどこか一か所がおかしくなるだけで生じるものではありません。長い年月をかけて、遺伝子の何か所かに異常が重なっていくことで、がんは発症します。年をとるほど、がんになりやすくなるわけです。

がん細胞は、無秩序に増え続ける

健全な細胞は必ず死を迎えますが、がん細胞は自然に寿命を迎えることがありません。しかも、放っておくとどんどん大きくなり、周囲に広がっていきます（浸潤《しんじゅん》）。さらには、別の場所に移ってそこでも無制限に増えていきます（転移《てんい》）。

このようながん発生の仕組みを利用して、がん治療は行われます。本書で扱う化学療法は、がん細胞が増えるしくみを妨げる薬剤を使うことで、がん細胞を破壊したり縮小させようとするものです。

がんの検査について知る

がんの検査は、腫瘍《しゅよう》の部位や進行度によって内容や進め方が異なります。ここでは主な検査の概要と、検査を受ける際の留意点を紹介します。

【血液検査：腫瘍マーカー】

がん腫瘍によって、血液や尿中に健康な状態ではあまりみられない物質が増加することがあります。これらの物質を腫瘍マーカーと言いますが、腫瘍があれば必ず増加するわけではなく、良性腫瘍やほかの疾患などが原因で増加することもあります。

したがって、腫瘍マーカーは診断の決め手となるような確実な指標とはならず、治療効果の判断や再発の発見に際して補助的に用いられるものです。

代表的な腫瘍マーカー

AFP（α-フェトプロテイン）
肝がん、卵黄脳腫など

CA125（糖鎖抗原《とうさこうげん》125）
卵巣がん、肝がん、胆道がんなど

CEA（癌胎児性抗原《がんたいじせいこうげん》）
大腸がん、膵がん、胃がんなど

CYFRA（サイトケラチン19フラグメント）
肺がん、食道がん、胃がんなど

NSE（神経特異《しんけいとくい》エノラーゼ）
肺小細胞がん、神経芽細胞腫《しんけいがさいぼうしゅ》など

PIVKAⅡ
肝がん

ProGRP（ガストリン放出ペプチド前駆体《ぜんくたい》）
肺小細胞がん

PSA（前立腺特異抗原《ぜんりつせんとくいこうげん》）
前立腺がん

SCC（扁平上皮癌関連抗原《へんぺいじょうひがんかんれんこうげん》）
子宮頸がん、肺がん、膣扁平上皮がんなど

SLX（シアリルLex-i抗原）
肺がん、膵がん、卵巣がんなど

CA19-9（シリアルルイスA糖鎖）
膵がん、胆道がん、胃がんなど

sIL-2R（可溶性《かようせい》インターロイキン-2レセプター）
非ホジキンリンパ腫、成人T細胞性白血病など

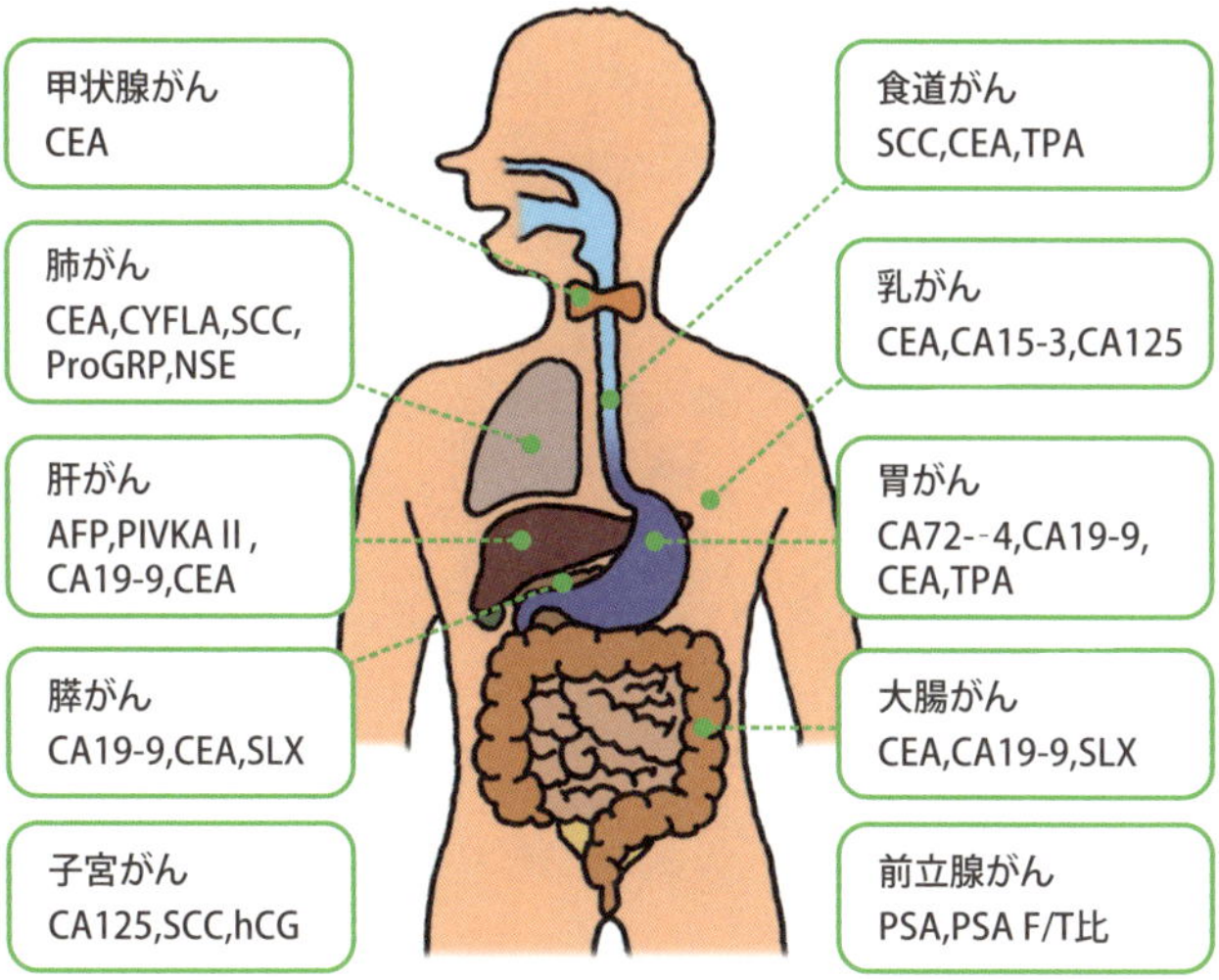

【超音波（エコー）検査】

乳線のしこり（腫瘤《しゅりゅう》）が良性か悪性かを判定するのに有用です。最近は、乳腺組織の硬さを画像化できる機器もあります。被爆の心配がないので、妊娠時も安心して検査を受けることができます。

【X線（レントゲン）検査】

胸部、骨軟部《こつなんぶ》、乳房、腎盂、尿管、消化管など体の様々な部位の腫瘍を観察することができます。がんの早期発見には有効ですが基礎的な検査なので、より詳しく調べるためには精密検査が必要です。

【CT検査】

体の周りからX線を当て、コンピューター解析により体内を輪切りにした画像が得られます。病変の場所や形状、大きさなどを、最近ではミリ単位で正確に把握することができます。

造影剤《ぞうえいざい》を用いたCT検査では、さらに鮮明な撮影ができますが、造影剤にアレルギー反応を起こすケースもあるので注意が必要です。

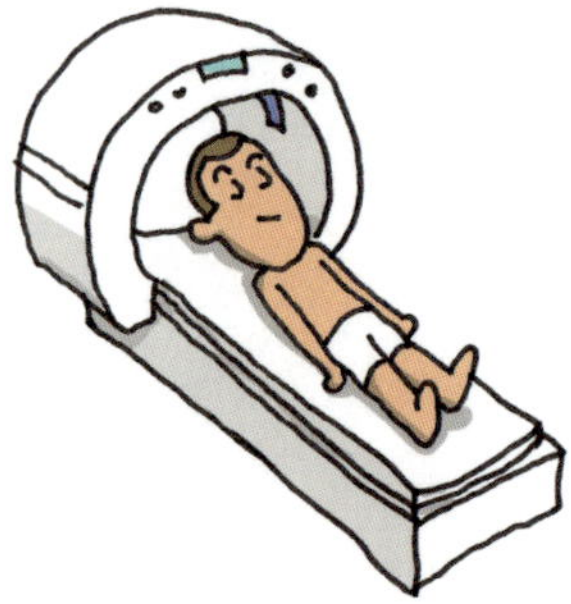

【MRI検査】

体に強い磁力を当てることによって、体の断面画像が得られます。様々な角度の断

◀がんの原因と治療▶

がんの検査について知る

面をみることができるので、ＣＴでは映らなかった小さな腫瘍なども発見することができます。

ＭＲＩの装置は強い磁場を発するため、心臓ペースメーカーを装着した患者さんは検査を受けることができません。体内に金属性の物質がある場合は、担当医に申告してください。

【PET検査】

微弱な放射線を出す検査薬を注射し、体内に取り込まれた薬剤分布を外から撮影し画像化します。ほとんど苦痛なく全身を検査でき、微小な腫瘍も発見可能なことから、近年注目されている検査です。

特に甲状腺がんや肺がんの発見に有用とされていますが、部位によっては病巣の発見が困難で、膵がんなど相性が悪いがんもあります。

【内視鏡《ないしきょう》検査】

内視鏡と呼ばれる先端にレンズとライトがついた細い管を体内に挿入し、各臓器を体の中から観察したり、病変の一部を採取できます。特に大腸全体を観察する方法としては非常に精度が高く、小さな病変や平坦なポリープ発見に適しています。

ただ、内視鏡を挿入することで、体に少なからず負担がかかります。アレルギーなどの偶発症《ぐうはつしょう》が考えられるので、担当医からよく説明を受けてください。

がんの治療法を理解する

治療の理解は標準治療から

がんの治療法には、標準治療、その他の代替（補完）治療、先進医療などがあります。まず標準治療から説明しましょう。

標準治療とは、科学的根拠に基づいて、現在において最良の効果が証明されている治療法。手術療法、化学療法、放射線療法のいわゆる3大療法のことです。

手術療法と放射線療法は、がん腫瘍とその周辺を直接的に治療する局所療法。一方の化学療法は、薬剤で全身にわたりがん細胞を攻撃する全身療法で、抗がん剤治療とホルモン療法に分けられます。

どの治療が必要かは、がんの種類や進行度、患者さんの状態や希望によって異なります。それぞれのメリット・デメリットを知ったうえで医師と話し合えば、納得のいく治療法を選ぶことができるでしょう。

▼がんの標準治療

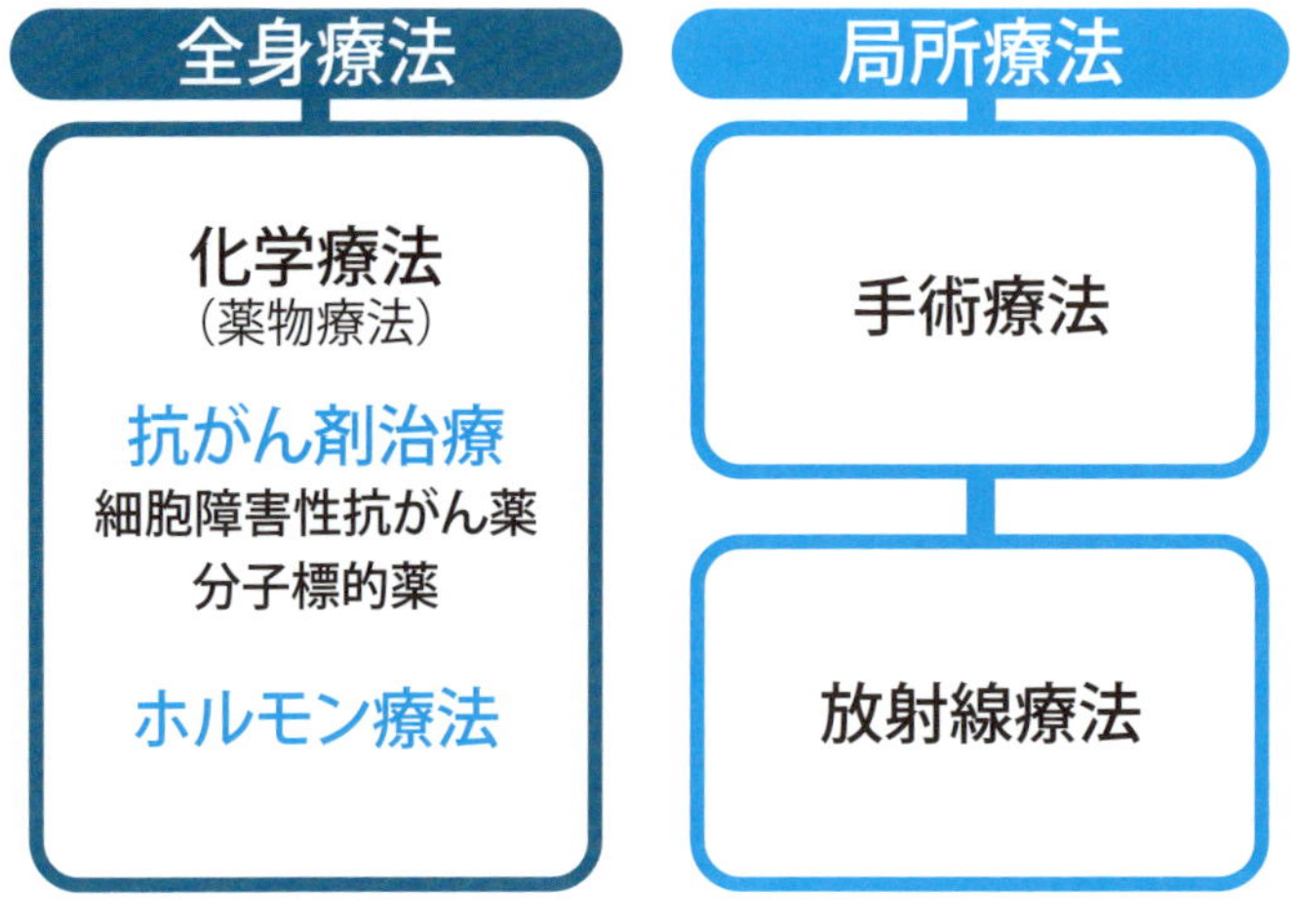

【手術療法】
転移の有無が結果を左右

手術では、がん細胞を直接切り取り、必要に応じて周囲の正常組織やリンパ節も切除します。

がん細胞を完全に切除できれば、がんは消滅します。例えば、転移のない早期の胃がんであれば、5年生存率が9割近くとなる非常に有効な治療法です。

ところが、がんが他の臓器や全身に転移してしまった場合はお手上げです。手術で切除できるがんはある程度大きくなったものので、小さながん（転移巣《てんいそう》）を見つけることは難しく、手術後の再発も少なくはありません。

近年においては、手術成績を上げるために、術前に抗がん剤や放射線治療でがん細胞を小さくする「術前化学放射線療法」を行うこともあります。

▼手術療法のメリット・デメリット

メリット

□完全にがん細胞を切除できれば、完治が可能。

□内視鏡や腹腔鏡《ふくくうきょう》など、体への負担が軽い手術も増えてきた。

デメリット

□切開・切除により、体に負担がかかる。

□がんが転移した場合は、他療法の併用が必要。

【化学療法】

全身作用で効果を上げる

抗がん剤治療、ホルモン療法による化学療法では、薬剤（化学物質）が血液とともに全身を巡ることでがん細胞の分裂を抑えたり、がん細胞自体を破壊します。

手術療法や放射線療法では、切除した部分や放射線を照射した部分の治療しか行えませんが、化学療法は全身療法なので、体中に転移したがんにも対応が可能です。

化学療法の守備範囲は広く、白血病や悪性リンパ腫《しゅ》、精巣腫瘍などは、化学療法だけで寛解《かんかい》させることも可能です。がんの状態に合わせて、進行抑制、症状改善、再発予防など幅広い目的に使われ、他の治療法と組み合わせたり、複数の薬を使うことでさらに効果的な治療が期待できます。

その反面、薬剤の全身投与は、体に負担も与えてしまいます。血液中を巡る薬剤は、がん細胞以外の正常な細胞にも悪影響を与え、様々な副作用を起こすからです。化学療法では、これらの副作用対策も大切です。

▼抗がん剤の種類

- ●代謝拮抗剤
  がん細胞の酵素を利用して増殖を抑え込む
- ●アルキル化剤
  遺伝子に働きかけて、がんを死滅させる
- ●抗がん性抗生物質
  がん細胞に関連した抗生物質によりがんを死滅させる
- ●微小管作用薬
  細胞分裂に関わる微小管の働きを止めてがんを死滅させる
- ●プラチナ製剤
  遺伝子との結合により、がんの細胞分裂を阻害する
- ●トポイソメラーゼ阻害剤
  遺伝子を合成する酵素を阻害し、がんの細胞分裂を阻害する
- ●分子標的治療薬
  がん細胞の性質を分子レベルでとらえて、それらを標的として作用する

◀がんの原因と治療▶

がんの治療法を理解する

抗がん剤は進化している

近年、抗がん剤の進歩には目覚ましいものがあります。分子標的薬をはじめとする新薬の開発により、これまで抗がん剤が効きにくかった胃がん、大腸がん、すい臓がんなどの治療にも成果を上げています。

制吐薬《せいとやく》など副作用を抑える薬の開発も進み、作用の強い抗がん剤を使用しても外来治療が可能となってきました。

他療法との併用においても大きな成果を収めています。放射線との併用療法で優れた治療効果を上げたり、抗がん剤でがん細胞を小さくしてから手術を行う術前化学療法によって、より安全な手術が可能となっています。手術前の化学療法だけでがんが消えてしまう事例報告も増えています。

▼化学療法のメリット・デメリット

メリット

- □体を傷つけることなく治療ができる。
- □転移《てんい》・浸潤《しんじゅん》したがんでも広範囲に対応できる。

デメリット

- □副作用が起こりやすい。
- □体の免疫力・抵抗力が一時的に低下する。

【放射線療法】

併用治療で効果大

放射線療法は手術と同じ局所療法ですが、体を切開して傷つけることはなく、入院の必要もありません。他の療法に比べて副作用は少なく、治療費も一番安く済みます。このような背景に加え、治療技術が向上してきたことから、放射線療法を受ける患者さんは増え続けています。

手術前後や、抗がん剤治療と併行して行われることが多く、頭頸部がん、肺がん、食道がん、子宮頸がん、前立腺がんなどに効果を発揮します。反面、胃腸や肝がんには効果が少なく主療法にはなりません。

副作用は少ないものの、がん周囲の正常細胞のＤＮＡも傷つけるので、倦怠感、食欲不振、皮膚炎などの症状が出ます。また、数は少ないものの、治療後半年以上たってから晩発性《ばんぱつせい》放射線障害を起こす可能性があり、治療後も定期的な受診が必要となります。

▼放射線療法のメリット・デメリット

メリット

- □体を傷つけることなく治療ができる。
- □他の治療法に較べて副作用が少ない。
- □治療費があまりかからない。
- □他治療との併用で効果を発揮しやすい。

デメリット

- □がん細胞以外の正常な細胞のＤＮＡも傷つけてしまう。
- □放射線を多数回に分けて照射するので、通院日数が多くなる。
- □まれに晩発性放射線障害を起こす。

◀がんの原因と治療▶

がんの治療法を理解する

【代替（補完）治療】自己判断せずに担当医に相談を

免疫療法、温熱療法、遺伝子治療、理学療法、運動療法、鍼・灸、漢方薬など、標準治療以外の代替治療法は多種多様です。

実際の効果については個別に検討するしかありませんが、これらの治療法全般に言えることは、治療効果が科学的に証明されたものではないということです。

科学的に証明されていないから効果がないとは言い切れませんし、どのような治療を望むのか、患者さんの意思は尊重されるべきです。しかし、自己判断で他の治療法を併用すると、進行中の治療に思わぬ弊害が出ることもあります。代替治療を望む際には、まず主治医に相談してみてください。

【先進医療】安全性と効果が確認された最新医療技術

安全性と治療効果が確認された最新医療技術のうち、公的医療保険は適用されないが、将来的に保険診療への導入を評価されるものとして、厚生労働大臣が特別に定めた医療を先進医療と言います。

先進医療にかかる費用は全額自己負担ですが、一般保険診療と共通する部分（診察・検査・投薬・入院料等）の費用は、一般の保険診療と同様に扱われます。

がん治療の先進医療としては、陽子線《ようしせん》治療や重粒子線《じゅうりゅうしせん》治療（放射線の一種である陽子線、重粒子線を病巣に照射する治療法）などが注目されています。

◀がんの原因と治療▶

治療のゴールをどう考える？

がん治療の目的は多様化している

これまで、日本のがん治療は、手術療法を中心にがん腫瘍を取り除くことが、治療効果評価の大きな指標となってきました。しかし、時代背景の変化から評価の指標も移り変わってきています。

日本人のがん死亡率で長年1位だった胃がんが減少し、肺がんや食道がんなど西欧型のがんが増えてきました。さらには高齢化により治癒よりも延命を重視した医療も求められています。医療技術の進歩により、外来治療のみで職場に復帰する方も増えてきました。

治療の目的は多様化し、治療効果が患者さんにとってどのような意味を持つかが、より重要視されるようになっています。

治癒を目指すことは当然としながらも、症状緩和によるＱｏＬ（生活の質）の向上や延命（生存期間の延長）も、がん治療の重要な目的と考えられるようになってきたのです。

その背景には、がんを「腫瘍」という局所疾患と捉えるよりも、「転移・浸潤」する全身疾患と捉えるという疾患に対する解釈の変化があります。

このような変化を受けて、がん化学療法は、がんの初期から末期まであらゆる種類のがんに対応する全身療法として、ますます重視されるようになっています。

▼がん治療　3つの目的

治癒

□がんの治癒・寛解《かんかい》

がん細胞の縮小・消滅

□術前・術後の補助療法

がんを縮小させて手術・放射線療法をより確実にする

□治癒・寛解後の再発予防

症状緩和

がんによる不快症状を緩和する

▼

患者さんのQoL（生活の質）向上を目指す

延命

患者さんの命を可能な限り延ばす

▼

新たな治療法や新薬による治癒の可能性もある

薬が効く目安を知っておく

薬による単独治療の有効性は？

化学療法の単独治療がどれだけ有効であるかは、がんの種類によって異なることがわかっています。各種がん腫瘍に対する化学療法の有効性は、次の4つのグループに分類されています。

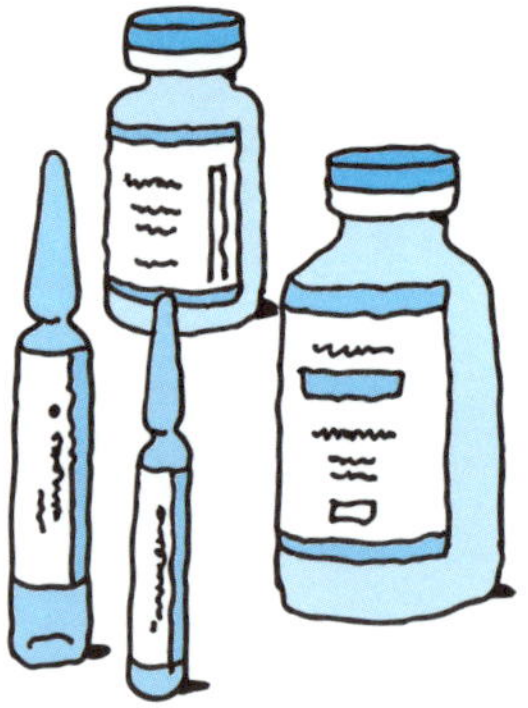

A 治療が期待できる

奏効率 80%以上

- 急性骨髄性《こつずいせい》白血病
- 急性リンパ性白血病
- ホジキン病
- 非ホジキンリンパ腫（中・高悪性度）
- 肺細胞腫瘍
- 絨毛がん

B 延命が期待できる

奏効率 50%〜80%

- 乳がん
- 卵巣がん
- 小細胞肺がん
- 大腸がん

多発性骨髄腫
膀胱がん
慢性骨髄性白血病
骨肉腫
非ホジキンリンパ腫（低悪性度）

C 症状改善が期待できる

奏効率 20%〜80%

軟部組織腫瘍
頭頸部がん
食道がん
子宮がん
非小細胞肺がん
胃がん
膀胱がん
前立腺がん

膵がん
脳腫瘍

D あまり効果が期待できない

奏効率 20%以下

悪性黒色腫《あくせいこくしょくしゅ》
肝がん
甲状腺がん

化学療法の効果は、薬剤の組み合わせや他の治療法との組み合わせでも違いが出てきます。また、効き方には個人差があり、使い続けることで効かなくなることがあるなど、ケースバイケースです。

新薬の開発は日進月歩。今後、化学療法の有効性はさらに向上していくでしょう。

◀がん化学療法と副作用▶

自分に合った治療を選ぶ

納得のいく治療を受けるために

化学療法を開始する際は、担当医から様々な説明があります。まず大切なのは、患者さん自身が自分の病状をできるだけ正確に把握すること。これはなかなか難しいことです。

誰しも自分の病状を受け入れるのはつらいもの、現実を受け入れるまでに時間が必要な場合もあるでしょう。でも、治療を受ける本人が自分自身の病状と向き合うことが、納得のいく療養生活を送るためのスタート地点となるのです。医師の説明をしっかり聞き、少しでも不明な点があれば遠慮なく質問してください。

治療のメリット・デメリットを把握しておこう

治療法の理解も大切です。治癒を目指す治療なのか、延命のための治療なのか、術前・術後補助のための治療なのか、人によって治療の目的は異なるでしょう。まず大事なのは、自分が受ける化学療法の一般的なメリット・デメリットを知ることです。

化学療法の効果や副作用には個人差があり、治療前にはその予測がほとんど不可能。これらの前提条件をふまえ、治療しながらも、いつもの自分らしい生活を送ることができるか、治療のデメリットをどこまで受け入れられるのか、様々な可能性を医師に尋ね、納得がいくまで相談しましょう。

セカンド・オピニオンも積極的に活用しよう

担当医に説明を受けたけれど、十分に納得できない場合は、セカンド・オピニオンを受けることをお勧めします。セカンド・オピニオンとは、担当医以外の別の医師（第三者の立場にいる医師）に意見を求めること。

セカンド・オピニオンは、納得のいく治療を受けるための患者さんの権利です。担当医に遠慮することなく活用しましょう。

ただ、他の意見を聞くために治療開始が遅くなり、その間にがんが進行してしまうこともあります。担当医とよく話し合い、自分の病状を把握することが大切です。

▼治療前にチェックしておきたいこと

- □自分の病状
- □治療の目的
- □治療法の根拠
- □治療期間・効果（奏功率《そうこうりつ》）
- □薬剤の種類・名称
- □薬剤の作用・副作用
- □治療にかかる費用
- □日常生活の注意点
- □別の治療法は考えられるか
- □治療効果がない場合の対処

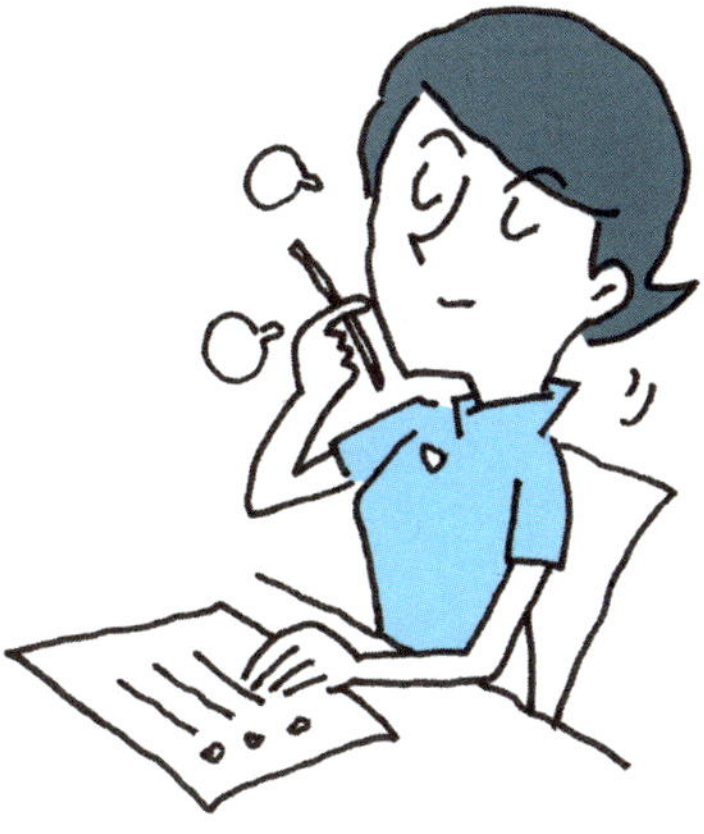

◀がん化学療法と副作用▶

外来化学療法の心構え

通院での治療が一般的になってきた

投与時間の短縮、副作用が少ない抗がん剤の開発、制吐薬《せいとやく》など副作用を和らげる支持療法の進歩などにより、通院（外来）による抗がん剤治療は、いまや一般的になってきました。

集中的な治療が必要な場合や、重大な副作用が予測される期間は入院し、それ以外は通院して化学療法を受けるという患者さんは、最近ますます増えています。

外来化学療法には、患者さんが安定した日常生活をすごしながら、安心して治療を続けることができるトータルな医療が求められています。

外来化学療法で気になること

通院しながらも、これまでの生活スタイルを維持できることは、患者さんの精神的負担を軽くします。家族と過ごせる安心感とともに、仕事を続けたり、趣味などに没頭する時間を自由に持つことで、患者さん自身が納得のいく生活を送ることができるからです。

反面、治療しながら通常の社会生活を送ることが負担となることもあります。病気への不安と副作用などによる苦痛を持ちながらも、仕事や家事、育児などを両立していくことを重荷に感じることもあります。入院時に較べて、通院治療では主治医と接する時間が少なくなるので、コミュニケーション不足が心配という方もいるでしょう。

しかし、外来化学療法を行う病院では、このようなデメリットが発生しないように医療体制を整えています。

セルフケアの方法をしっかり身につけよう

主治医を中心に、看護師、薬剤師、栄養士、医療ソーシャルワーカーなどがチームを組み、外来患者さんの治療を支えています。総合病院では、さらに各診療科の医師も連携してチーム医療を行っています。

通院時には、遠慮せずに周りの医療スタッフに声をかけ、疑問や不安を解消してください。特に治療に使っている抗がん剤にはどんな副作用があるのか？　副作用が現れる時期はいつ頃か？　副作用に対するセルフケアはどうしたらいいか？　などの説明をしっかり受けましょう。

特に重要なのは、副作用の正しい知識とセルフケアの方法を身につけること。些細な症状でも医療スタッフに報告してアドバイスを受け、少しでも日常生活が快適になるように心がけましょう。

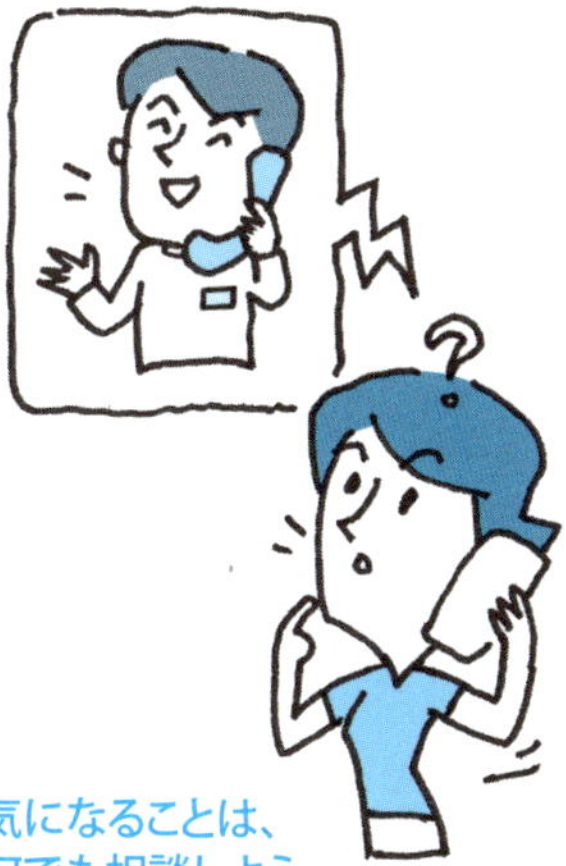

気になることは、何でも相談しよう。

◀がん化学療法と副作用▶

薬剤の種類・特徴を知る

薬でがん細胞を破壊したり、細胞の増殖を抑制する

化学療法で使われる薬剤には、抗がん剤とホルモン製剤があり、抗がん剤は、細胞《さいぼう》障害性《しょうがいせい》抗がん薬と分子標的《ぶんしひょうてき》治療薬に分けられます。

抗がん剤治療では、複数の抗がん剤を組み合わせる多剤併用療法が一般的です。

抗がん剤：細胞障害性抗がん薬

細胞障害性抗がん薬には、アルキル化剤、代謝拮抗剤《たいしゃきっこうざい》、抗がん性抗生物質、植物アルカロイド、プラチナ製剤などがあり、がん細胞の分裂を抑制・破壊します。この時に正常な細胞もダメージを受けてしまい、それが副作用の原因となります。

一般的に「抗がん剤」というと細胞障害性抗がん薬を指していることが多く、現在の化学療法における主流となっています。

抗がん剤：分子標的治療薬

分子標的治療薬には、抗体製剤、血管新生阻害薬、シグナル伝達阻害剤、ビタミンA誘導体、プロテアソーム阻害剤などがあります。

がん細胞の様々な性質を分子レベルで捉え、それらを効率的に標的としてがん細胞の増殖を抑えます。一部の分子標的薬では、個別のがん特定因子（遺伝子など）を調べることで、薬が効くかどうかが事前にわかります。

がん細胞をピンポイントで攻撃するので、副作用は少ないと考えられてきました

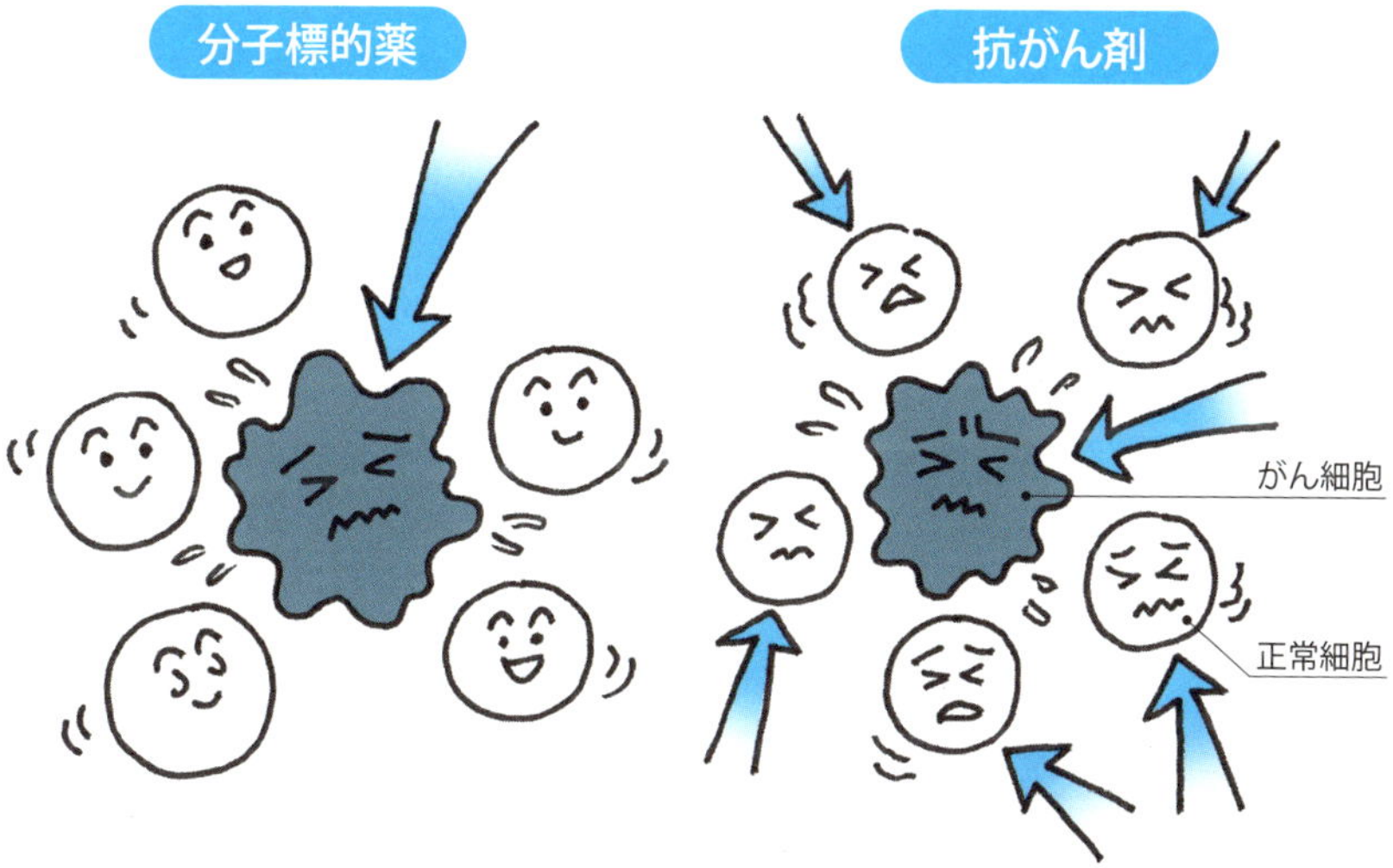

が、分子標的薬特有の副作用があることもわかってきました。

ホルモンの分泌や働きをコントロールするホルモン治療

ホルモン製剤

ホルモン療法は、がん細胞の発育にホルモンを必要とする、乳がん、子宮体部がん、前立腺がんに有効です。

乳がんや子宮体部がんでは体内のエストロゲン（女性ホルモン）、前立腺がんではアンドロゲン（男性ホルモン）の分泌や働きを抑えて、がん細胞の発育を阻止します。

抗がん剤と比べると副作用は少ないですが、主な副作用として、更年期障害のような症状が現れやすくなります。

副作用はなぜ起こる?

がん細胞への攻撃で正常細胞も傷ついてしまう

抗がん剤には、がん細胞の増殖を抑制する、攻撃して死滅させるといった作用があります。しかし、正常な細胞まで区別なく攻撃してしまうので、正常細胞がダメージを受けることで、様々な副作用が起こってしまいます。

多くの抗がん剤は、細胞の遺伝子に障害を与えて攻撃します。がん細胞は細胞分裂が活発なため、この攻撃にさらされやすいからです。ところが、正常細胞にも細胞分裂がさかんな細胞は多く、がん細胞と同じように攻撃を受けてしまいます。

細胞分裂がさかんな細胞には、骨髄の造血細胞、毛髪の毛根細胞、口やのどの口腔《こうくう》粘膜《ねんまく》、胃や腸管の消化管粘膜、皮膚や爪の細胞などがあり、これらの細胞が集まった部位に副作用が出やすくなります。

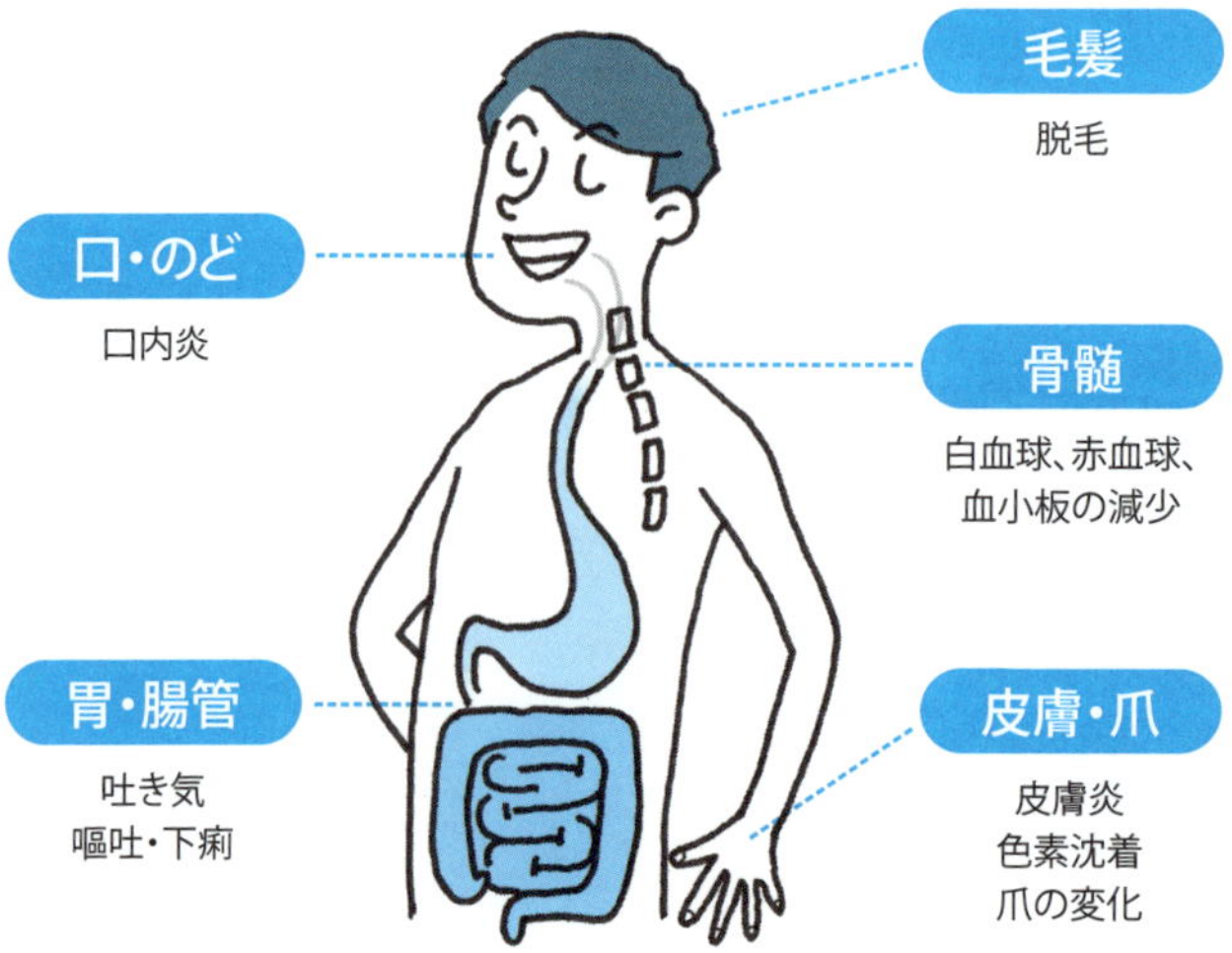

分子標的薬でも副作用は起こる

分子標的治療薬は、がん細胞中の特定の分子を標的として攻撃するので、正常細胞への副作用は少ないことが期待されていました。

しかし、臨床を繰り返すうちに、分子標的治療薬に特有の予想外な副作用が起こることがわかってきました。薬が標的にしている分子が正常細胞にも存在している場合、正常細胞も標的となってしまいます。また、想定した標的以外の分子まで攻撃してしまうこともあり、副作用が起こるのです。

細胞障害性抗がん薬の副作用は、攻撃を受けた細胞（造血細胞や毛根細胞など）によって類似した症状を予測することができます。しかし、分子標的治療薬の場合は、それぞれの薬に固有の副作用が出る傾向にあります。

副作用はいつ起こる？

副作用が起こる時期はだいたい決まっている

抗がん剤の副作用について正しい知識を持つことは、治療への恐怖心をやわらげ、不要な不安に陥らないためにも非常に大切なことです。

細胞障害性抗がん剤の場合は、それぞれの副作用ごとに発生の仕組みが違います。したがって、どんな症状がいつ頃現れるかというだいたいの予測を立てることができます。

左ページの図を見てください。抗がん剤投与直後には、急性の吐き気やアレルギー反応などが起こります。これは、体が抗がん剤という異物に対する防衛反応（免疫反応）を起こすためで、ほとんどの抗がん剤で起こりうる副作用です。

その後、体の正常細胞は、抗がん剤により様々なダメージを受けていきます。口内の粘膜細胞が抗がん剤に攻撃されて炎症を起こすのは投与後2〜10日頃。毛髪の毛母細胞が影響を受け脱毛が始まるのは2〜3週間後。骨髄抑制《こつずいよくせい》のため白血球が減少するのは1〜2週間後といった具合に、時期によって様々な症状が現れます。

もちろん、これらの症状がすべて出るとはかぎりません。症状が出るタイミングや程度には個人差があります。人によっては強い副作用が起こることもあれば、全く副作用が起こらないこともあります。

▼抗がん剤の副作用と発現時期のめやす

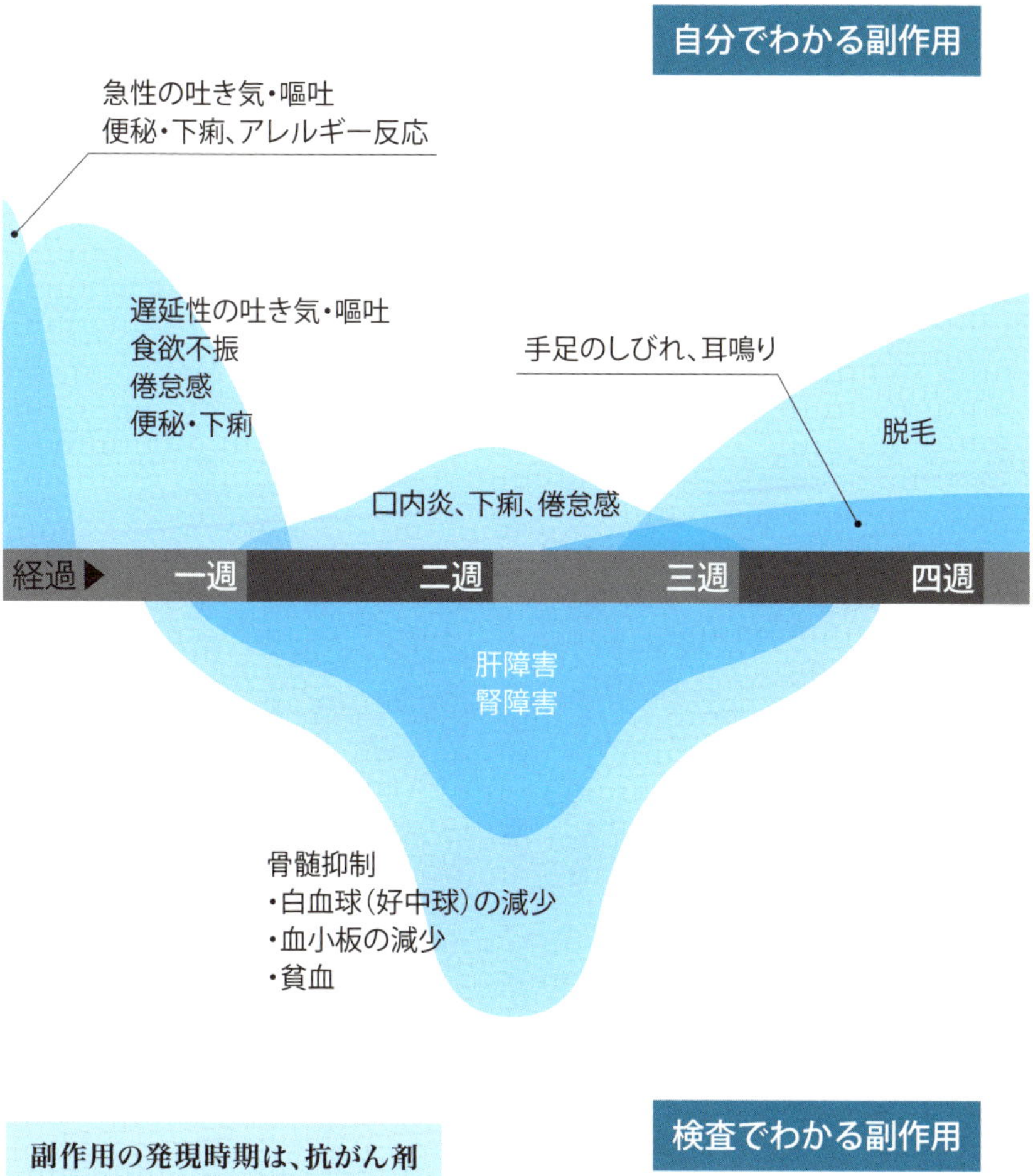

副作用の発現時期は、抗がん剤の種類、個人差によってバラツキがあります。

がん化学療法と副作用

副作用を和らげるコツ

副作用を軽くするために自分でできること

化学療法を受けている期間は、ほとんどの方が何らかの副作用症状に悩まされます。毎日の生活では、できるだけ薬の副作用を感じることなく過ごしたいものです。

副作用の症状がある場合は、まず医師や看護師に報告し、必要な治療やアドバイスを受けます。次に大切なのは、日常的なセルフケア。副作用症状を和らげるために、自分でできることはたくさんあります。ここではまず、セルフケア全般のポイントを説明します。症状別のセルフケアについては、次章の「症状別 副作用ケア」を参考にしてください。

Point 1 治療について理解する

- □ 治療で使う薬剤、投薬期間などを把握。
- □ 薬剤の一般的な副作用症状と出現期間をチェック。
- □ 副作用の出方には個人差があることを知っておく。
- □ 無理のない規則正しい生活リズムを作り、特に治療日には体調が整っているように注意する。

Point 2 自分の症状を把握する

- □ 投薬の記録（薬名、時間、量・回数など）と共に、副作用症状の様子（発現時期、持続時間、症状の程度など）を毎日記録する習慣をつける。

□記録をつけることで、自分の症状の出方を知る。
□症状の原因が副作用以外の場合もあることを忘れない。
□症状について疑問があれば、すぐに医師に相談する。

Point 3
症状をコントロールする

□症状が軽くても我慢しないで相談すること。
□症状を緩和する薬剤が処方されている場合は、医師の指示通りに使用する。
□日常生活で行えるセルフケアを積極的に試してみる。
□症状がつらい場合は受診する。

Point 4
気持ちを楽にする

□自分の症状や気持ちを、親しい相手に素直に打ち明けてみる。
□体調がいい時期は、趣味に打ち込んだり旅行に行くなど、治療のことを忘れるくらい楽しむ。
□気分が落ち込んだ時は、頑張りすぎずに思いっきり泣いてみるなど、感情を押さえつけないことも大事。
□つらい症状を一人で我慢せず、周囲の人に助けてもらう。助けてくれた人には感謝の気持ちをしっかり伝える。
□患者同士が交流できるサポート機関などを利用してみる(→P・53)

治療で副作用を和らげる

支持療法《しじりょうほう》により生活の質を高める

化学療法が進歩し外来治療が可能となってきた一因として、副作用を積極的な治療によって和らげる支持療法が充実してきたことが挙げられます。

化学療法の副作用として誰もが経験する吐き気や骨髄抑制、様々な痛みなどを予防することは、患者さんのＱｏＬ（生活の質）を向上させると共に、治療効果をより高めることにつながっています。

投与方法の工夫で副作用を軽減する

支持療法には、２つの大きな流れがあります。まず一つ目は、薬剤の投与方法を工夫することです。

《生化学的調節法：ＢＣＭ》

複数の薬剤を組み合わせたり、投与時間を調整することで、薬の効果を高めて、副作用を軽減します。

例えば、大腸がんの標準治療となっている５-ＦＵ／ＬＶ療法では、ロイコボリンを先に投与し、続いてフルオロウラシルを急速投与します。抗がん剤ではないロイコボリンを先に投与することによって、フルオロウラシルの治療効果が高まり、副作用が軽減されます。

現在の化学療法は、複数の薬剤を組み合わせる多剤併用法が一般的ですが、５-ＦＵ／ＬＶ療法のように、より治療効果を高めて副作用を軽減する様々な工夫が施されています。

《クロノテラピー》

がん細胞の分裂・増殖は、夜中に活発となり、日中は低下する傾向があります。こういった傾向を利用して、より効果が大きく副作用が少ない時間帯に薬剤を投与する治療法です。

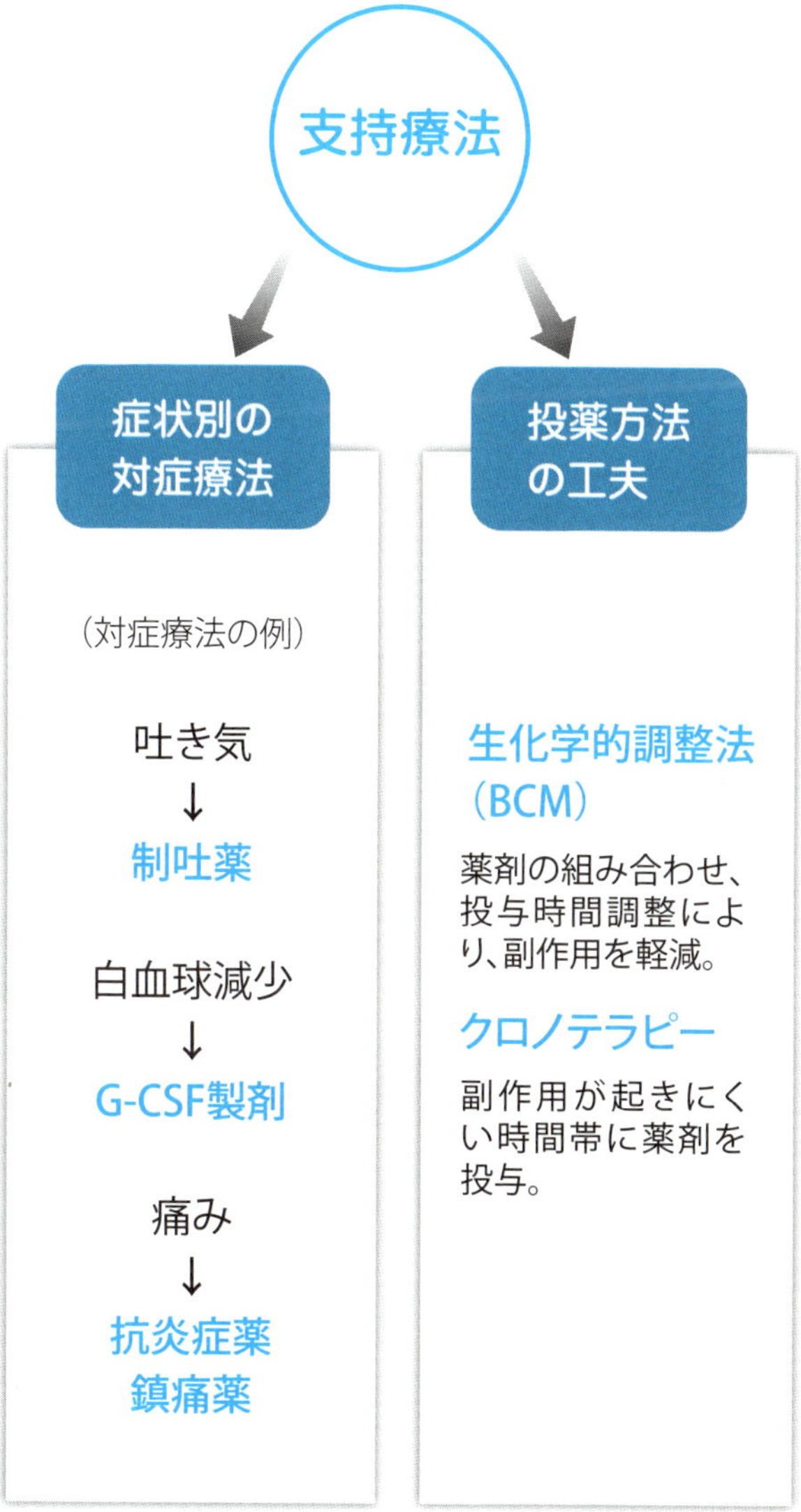

対症療法で副作用や痛みを予防する

もう一つは、吐き気や感染症など個々の副作用を抑える対症療法です。

●吐き気・嘔吐

副作用による吐き気・嘔吐には、投与後すぐに始まる「急性」、投与後時間がたってから長く続く「遅発性」、投与前から心理的に始まってしまう「予測性」の3タイプがあります。

最近の制吐薬は、吐き気のタイプ別に効力の異なる制吐薬を組み合わせることで、より確実に症状を緩和します。特に、1990年代に登場した5-HT3受容体拮抗薬は制吐療法を大きく進歩させ、患者さんのQoLを大きく向上させています。

●白血球減少による感染症

血液を作り出す骨髄は、細胞分裂が活発なために抗がん剤の攻撃を受けやすい器官です。骨髄が障害を受けて骨髄抑制が起これば、好中球《こうちゅうきゅう》（白血球の一種）が減少して感染症を起こしやすい状態となり、深刻なケースでは治療中止にもなりかねません。

好中球減少の予防には、G-CSF（顆《か》粒球《りゅうきゅう》コロニー刺激因子）製剤が使われます。骨髄中で好中球のもととなる細胞を増やしてくれるので、好中球が増えて感染症への抵抗力が高まることが期待されます。

●痛みの緩和

がんが骨や神経を冒《おか》すことで、様々な痛

◀がん化学療法と副作用▶

治療で副作用を和らげる

みが生じます。がん性疼痛《とうつう》には痛みの段階に応じて投薬が行われます。軽度の場合は非ステロイド性抗炎症薬（ＮＳＡＩＤｓ）やアセトアミノファンの非オピオイド鎮痛薬、中等度では、コデインリン酸塩水和物などの弱オピオイド鎮痛薬、高度の痛みにはモルヒネなどの強オピオイド鎮痛薬が必要に応じて処方されます。

がん細胞の骨転移による痛みも、患者さんのＱｏＬを著しく低下させます。骨に転移したがん細胞は破骨細胞《はこつさいぼう》を活性化させるので、骨がもろくなり骨折もしやすくなります。

がんの骨転移治療には、骨粗しょう症の治療にも使われるビスホスホネート製剤が使われます。ビスホスホネート製剤は、骨からのカルシウム遊離《ゆうり》を抑えて骨密度を高めるので、骨転移による痛みや骨折に効果を発揮します。

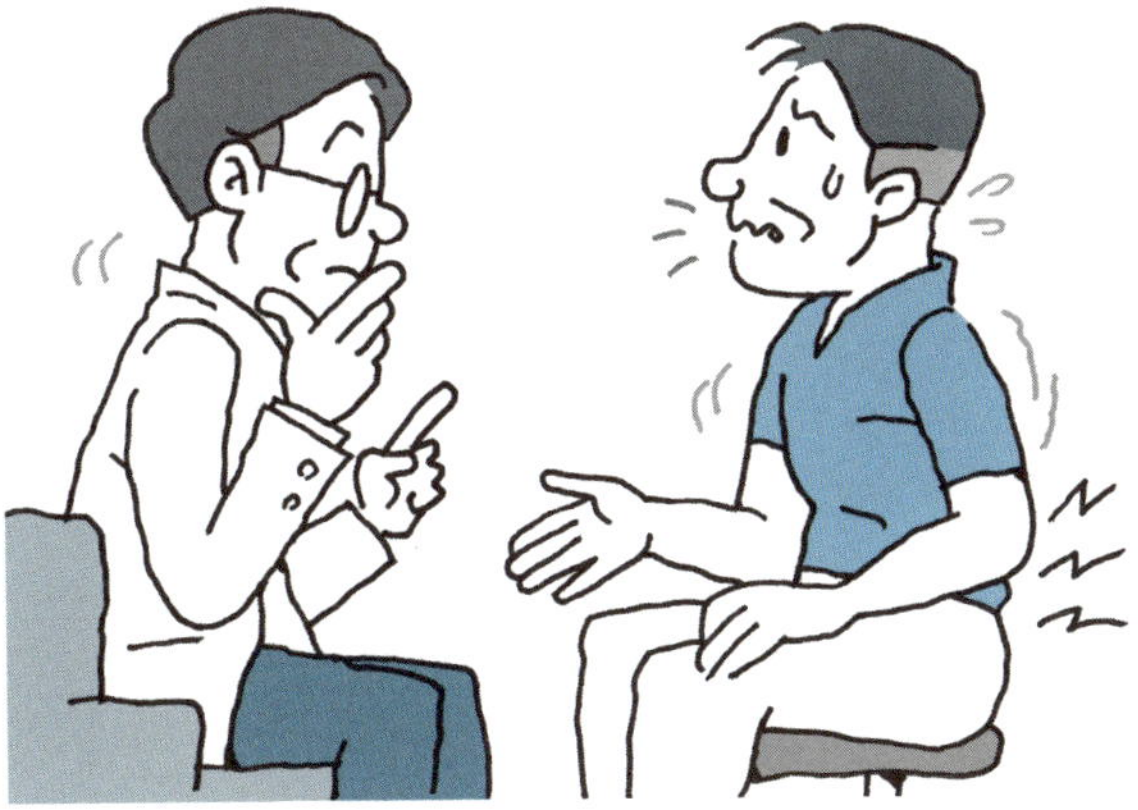

よりよい治療のために

チーム医療が患者さんを支える

がんの治療法は多様となり、一人の患者さんを複数の専門領域の医師が担当することが一般的となりました。患者さんの療養生活を支えるのは、もちろん医師だけではありません。看護師、薬剤師、栄養士、医療ソーシャルワーカーなど、様々な医療専門職スタッフが連携して、治療とケアにあたっています。

様々な専門分野の医療スタッフが一丸となって治療にあたる取り組みを「チーム医療」と言います。具体的なチーム構成は、各医療機関により異なりますが、患者さんとその家族もチームの一員です。

自分の状態をしっかり伝えよう

患者さんが自分を取り巻く医療スタッフの役割を知ることで、それぞれの専門分野からの適切なアドバイスを受けることができます。

たとえば、薬剤師には服薬指導や薬の副作用の相談を受けることができるし、栄養士には食欲の状態や食べられない食品などを伝えて、食生活のアドバイスを受けることができます。

大切なのは、患者さんがチームの一員として自分自身の状態をしっかり伝えること。チーム全体に情報が伝わることで、治療も円滑に進んでいくでしょう。

▼チーム医療のイメージ

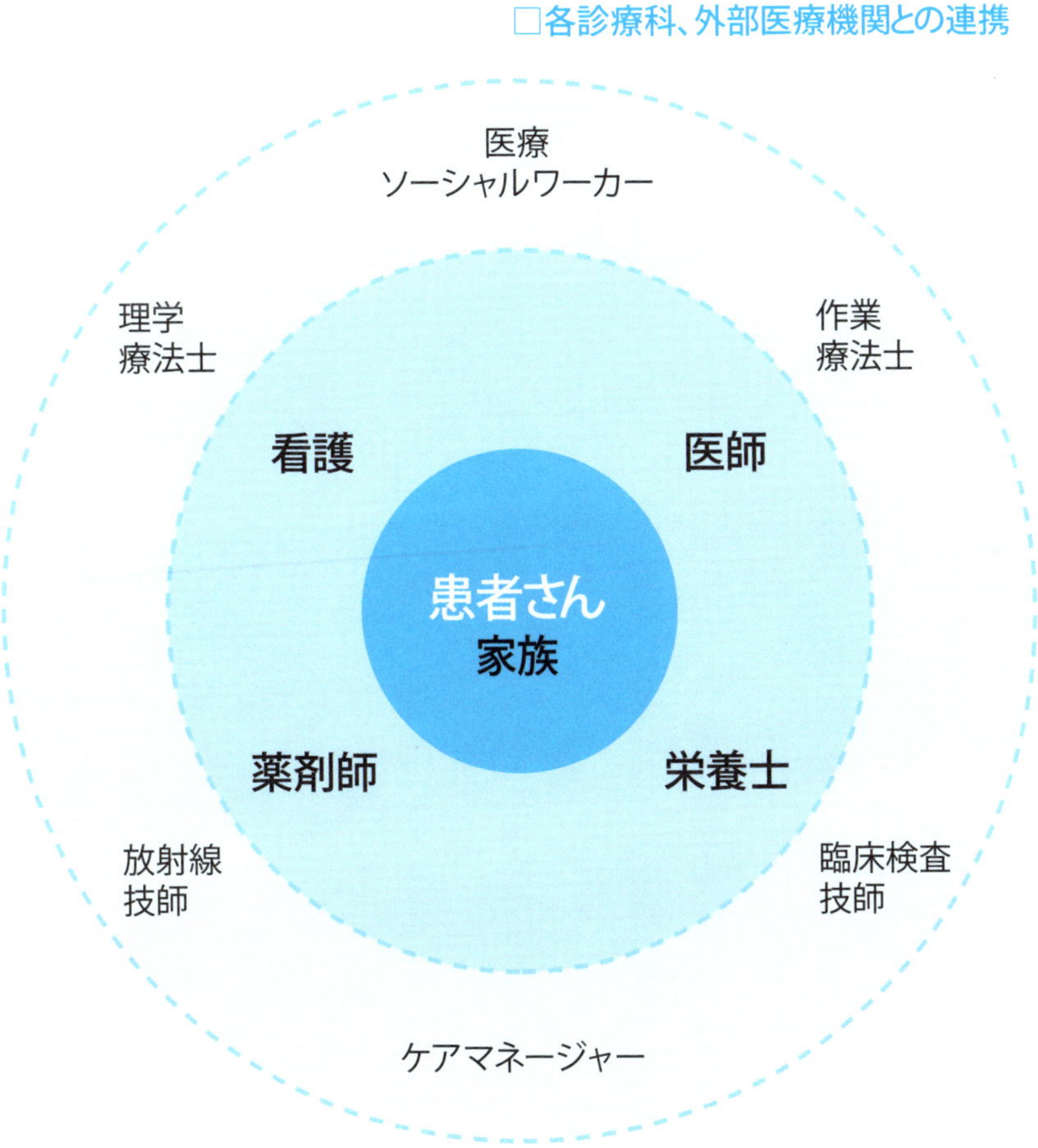

□医療チーム

栄養サポート、リハビリテーション、褥瘡《じょくそう》管理、緩和ケア など

悩みを相談してみよう

治療のための知識を身につける

がん治療は、患者さん本人が納得のいくかたちで進められていくのが理想です。どのような治療法でも、ある程度の副作用や合併症などのリスクを伴うもの。医師は治療のメリットとデメリットを勘案しながら、最大限に効果的な治療方法を患者さんに提案します。そこで正しいと思える選択を行うためには、患者さんにもそれなりの知識が必要となります。

インターネットが発達し、がんについてのさまざまな情報が簡単に手に入る時代となりました。情報が多くなった分、逆に自分が求める情報を見つけるのが難しくなったとも言えます。

情報を調べる際には、発信元に信頼性があるか、情報として偏りがないかなどに注意し、一つの見解だけを鵜呑みにすることがないよう気をつけましょう。

相談窓口を利用してみる

がん治療に関する相談窓口に問い合わせてみるのもよいでしょう。「がん治療連携拠点病院（国が指定し、専門的ながん医療の提供、がん診療の連携協力体制の整備、および患者への相談支援や情報提供などの役割を担う病院）」には「相談支援センター」が設置されており、がん専門の看護師やソーシャルワーカーなどによる相談が受けられます（個別の診断や診察方法についての相談には応じていない)。

がん治療連携拠点病院は、国立がん研究センターがん対策情報センターのホームページ「がん情報サービス」で調べることができます。

がん情報サービス
http://ganjoho.jp/

患者さん同士が出会える場に出かけてみる

同じ病気の患者さん同士が情報交換し、お互いを支え合うことができれば、精神面の大きなプラスとなります。同じ悩みを持つ人の体験が、自分の悩みを解決するヒントとなったり、逆に自分の体験が相手を励ますこともあります。お互いに励まし合うことで、気持ちも楽になります。

がん治療の勉強会やセミナーなどは、同じ悩みを持つ患者さんと知り合うよい機会となります。次のようなサイトで情報収集してみてはいかがでしょうか。

がんサポートコミュニティー
http://www.csc-japan.org/

がんサバイバー・クラブ
https://www.gsclub.jp/

※各サイトのアドレスは、2017年8月時点のものです。

Column 1 腫瘍内科医《しゅようないかい》とは、何を専門とするお医者さんですか?

化学療法を中心とするがん治療の専門医

腫瘍内科医とは、がん治療の総合内科医です。一昔前までは、がん治療といえば手術が中心でした。当時は化学療法も手術を行う外科医が担うことが多かったと言えます。

しかし、昨今の抗がん剤や分子標的薬の進歩により、化学療法はより専門性の高い分野に発展しました。そこで治療の主役となるのが、腫瘍内科医です。

腫瘍内科医のなかでも、特に化学療法（薬物療法）に精通した腫瘍内科医を「がん薬物療法専門医」と呼んでいます。日本でも、化学療法に精通した専門医が、年々増え続けています。

Column 2 外来治療患者が家庭で気をつけることは?

家族への抗がん薬曝露《ばくろ》には特に気をつけて

抗がん剤の効き目や副作用対策の進歩により、外来で化学療法を行う患者さんが増えてきました。抗がん剤も点滴だけではなく、経口薬や軟膏などを自宅で使うケースも多くなっています。抗がん剤には細胞毒性があるため、特に自宅ではその取り扱いに注意が必要です。

抗がん剤の取り扱いは、前後に手を洗い、手袋などをして素手では触れないようにします。家庭用の薬箱とは別にして、子どもの手の届かないところに保管しましょう。

患者の嘔吐物や便は、家族の体に直接触れることがないように。取り扱いに注意し、目に入った時などは受診します。

Chapter2

症状別
副作用ケア

症状1

吐き気（悪心《おしん》・嘔吐《おうと》）

吐き気の原因は？

吐き気や嘔吐は、化学療法の副作用の中でも、経験する患者さんが多い副作用のひとつです。抗がん剤が脳神経の嘔吐中枢を刺激したり、食道や胃の粘膜に損傷を与え、炎症を起こすことが原因となります。

また、予期性悪心（吐き気）・嘔吐といって、過去に抗がん剤を服用した際の苦しい経験が引き金となり、精神的要因から、吐き気や嘔吐が誘発される場合もあります。

我慢せずに相談を

抗がん剤による吐き気や嘔吐は、投薬後24時間以内に起こる「急性」、その後の数日間に起こり、2～7日ほど続く傾向がある「遅発性」、精神的要因から投与前に起こる「予期性」の3つに分類されます。

吐き気が強かったり長引いたりすると、食欲不振や脱水症状の原因にもなり、治療の継続が困難になることもあります。我慢をしすぎず、早めに医療スタッフに相談してください。

吐き気の支持療法

急性の吐き気は、化学療法の前に制吐薬《せいとやく》を点滴することでほぼ予防できます。遅延性の吐き気には、錠剤の制吐剤を使います。予期性の吐き気には、抗不安薬を使用することもあります。

最近は、吐き気を長時間抑えることのできる薬剤など、効果的な制吐薬が次々に開発されています。気になる症状はしっかり伝えて予防することで、毎日の生活を明るい気分で過ごしましょう。

自分でできる！
Self Care

治療前後に心がけること

- 治療の前日は睡眠をしっかりとろう。
- ゆったりとした衣類を選び、体をしめつけないように。
- 食事は消化の良いものを、少量で。
- リラックスしよう。深呼吸も効果的です。
- 治療後は水分補給をマメにしよう。

飲食の工夫

- 食事はゆっくりよく噛もう。
- 甘いものや脂っこいもの、香りの強いものは避けよう。
- においが気になるものは、冷ますと食べやすくなります。
- 食後はゆっくり休みつつ、胃の圧迫を避けるため、1～2時間は横にならないように。
- 脱水症状を起こさないよう、水分補給を心がけよう。スポーツドリンクやジュースなど、飲みやすい飲料でOK。

それでも気持ち悪くなったら？

- やや前かがみで、楽な姿勢をとろう。
- 胃に枕を当てて、腹ばいになるのも効果的。
- 背中をゆっくりさすってもらおう。
- 冷たい水でうがいをしたり、氷やキャンディを口に含んでみよう。
- 窓を開けて空気をリフレッシュ。
- 吐いてしまったら、すぐに冷水でうがいをしよう。

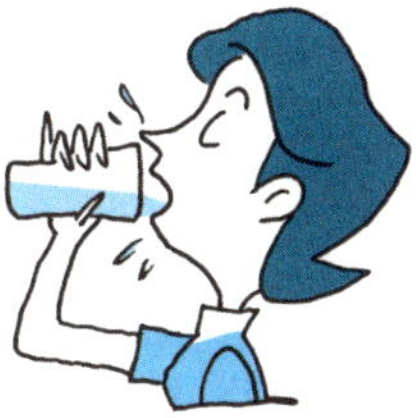

《嘔吐のリスクが高い抗がん剤》……………………………………
シスプラチン、シクロホスファミド、ダカルバジン、プロカルバジンなど。

症状2

だるい・疲れやすい（倦怠感《けんたいかん》）

倦怠感の原因は？

「だるい」「体が重い」「すぐ疲れる」「身の置き所がないような不快感」…。倦怠感は様々な形で現れますが、抗がん剤治療を受ける患者さんの大半が経験する症状です。

倦怠感が起こる仕組みは、よくわかっていません。がんそのものの影響、吐き気、睡眠障害、下痢、貧血などの他の副作用、不安やうつなどの精神状態といった様々な要因が重なって起こると考えられています。

症状はピークを超えると軽減

がんの種類や進行度、薬剤の種類によって、倦怠感が起こる時期は異なります。一般的には、「初回投与の3〜4日後に発現し、10〜14日目あたりにピークに達する。そしてその後は徐々に軽減していく」というのが典型的パターンと言えるでしょう。

がん化学療法が複数クール行われる場合は、倦怠感を感じやすくなり、治療が終了したあともそのまま持続することがあります。

倦怠感の支持療法

倦怠感の原因ははっきりしていないため、有効な薬物療法は限られています。そのため、体力の温存や苦痛を和らげるための生活指導などが、治療の中心になります。

カウンセリングをはじめ、アロマセラピー、音楽療法、体調を考慮した運動療法などの患者さんに合ったリラクゼーションや気分転換、また、十分な栄養と水分補給のためのアドバイスを受けましょう。

自分でできる!
Self Care

体力を温存する

- 十分な睡眠が大切です。眠れない場合は医師に相談しましょう。
- 倦怠感を感じやすい時間帯や行動パターンを把握し、休息をこまめにとろう。
- 体調に合わせ、無理のない範囲で適度な運動を行い、筋力や体力の低下を防ごう。

症状をやわらげる

- 入浴や足浴で体を温め、血流を促がしてリラックスしよう。
- リフレクソロジーやマッサージも効果的です。
- 少しずつでも、消化がよく栄養バランスがとれた食事を食べよう。
- 水分をしっかり摂取しよう。

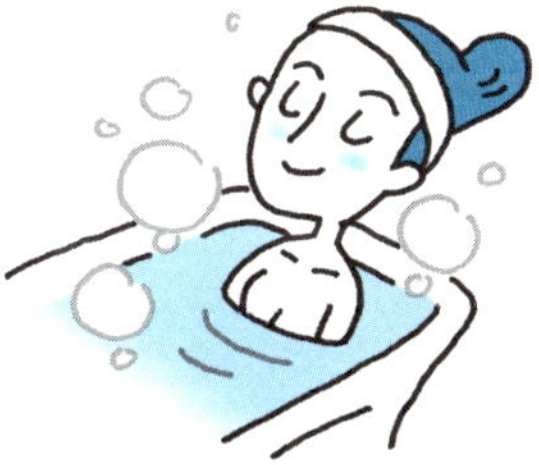

気分転換する

- 好きな音楽を聞いたり、テレビやビデオを見たりと、できるだけ倦怠感を紛らわせる時間を作ろう。
- アロマセラピーやお香など、リラックスできる香りを使って気分を落ち着かせよう。
- 散歩や軽い運動で、生活にアクセントをつけよう。医師と相談しながら、無理のない範囲で行います。
- 冷部屋を掃除したり、お気に入りのインテリアを取り入れてリフレッシュ。生活空間をより心地良いものに。

《倦怠感を起こしやすい抗がん剤》……………………………………

シクロホスファミド、イホスファミド、シタラビン、シスプラチン、カルボプラチンなど。

体の節々が痛い（筋肉痛）

痛みの原因は？

がんによる痛みは、がんの腫瘍自体が原因となるものとがん治療に関連して起こるものとに大きく分けられます。

体の節々が痛む場合、抗がん剤の副作用、安静が続くことによる運動不足などから、筋萎縮、骨萎縮、関節萎縮が起きている可能性があります。ただし、関節や筋肉の痛みは、風邪やインフルエンザなど、がん以外の原因によって引き起こされている場合もあります。

我慢せず早めの対処を

通常は、抗がん剤の投与後、数日間のうちに副作用による関節痛や筋肉痛が現れ、治療が終われば痛みは徐々に消えていきます。

筋肉痛・骨障害の症状を長引かせず、悪化を防ぐためには、痛みが軽いうちの対処が大切です。

少しでも痛みを感じたら、迷わず医師に報告を。「このぐらいの痛みなら大したことはない」と決めつけて、我慢しすぎないようにしましょう。

筋肉痛の支持療法

痛みがひどい場合は、アセトアミノフェンや非ステロイド抗炎症薬など、症状に合わせた鎮痛薬を服用します。

ただし、抗がん剤治療の影響で血小板が減少している場合、非ステロイド抗炎症薬には注意が必要です。また、市販の薬を使いたい場合は、医師によく相談してください。

骨密度が低下した場合は、ビスホスホネート製剤やビタミンD製剤を使います。

自分でできる!
Self Care

筋肉痛を予防する

- ビタミンDやカルシウムを積極的に摂取する。
- 自分の骨密度を常に把握しよう。
- 安静過剰は、筋肉や骨の萎縮をまねく。無理のない適度な運動を心がけよう。
- 短時間でも日光浴する。
- 歩行が難しい場合でも、立位や座位を意識的に心がけよう。
- 骨折は症状が長引くもと。転倒には気をつけよう。

痛みを和らげるには

- 自分が楽な姿勢をとりやすいよう工夫しよう。
- 布団や枕、クッションなど、痛みを感じた際、リラックスして休めるアイテムをそろえよう。
- 入浴や足浴で体を温め、血行を促進。
- 肌が炎症を起こしたり、熱を伴う場合は、氷や冷水で冷やしましょう。
- 家族や友人にマッサージしてもらおう。さすってもらうだけでも効果あり。
- 関節の痛みにはサポーターを利用しよう。

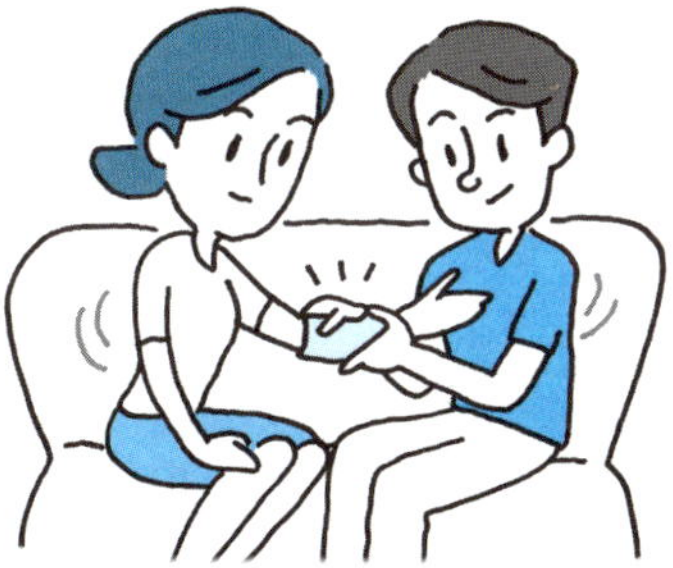

《筋肉痛が起こりやすい抗がん剤》……………………………

パクリタキセル、イマチニブ、ドセタキセル、テセロイキン、ヒドロキシカルバミドなど。

◀全身にまつわる副作用▶

症状4

手足がしびれる（末梢神経障害《まっしょうしんけいしょうがい》）

しびれの原因は？

末梢神経障害は、タキサン系、ビンアルカロイド系、白金製剤など、特定の抗がん剤のみにみられる副作用です。

主要因として神経細胞の軸索《じくさく》という部位に抗がん剤が作用すると考えられています。神経の信号がうまく伝わらなくなり、手足にしびれや痛みの症状が現れます。しかし、そのメカニズムは複雑であり、詳細までは明らかになっていないというのが実状です。

すぐに受診する

しびれは、手足など体の末端から始まることが多く、症状が進行すると「温度を感じにくい」「ボタンがかけにくい」「転びやすい」「箸が持ちにくい」などの様々な症状が現れます。

それまでできていたことができなくなるケースが多く、不快な症状が続くため、生活に大きな支障をきたすこともあります。

異常を感じたら、ただちに受診し、医師に相談してください。

末梢神経障害の支持療法

現時点では、末梢神経障害の根本的な治療法は確立されていません。症状の程度によっては、抗がん剤投与の中止か投与量・投与法の再検討が必要となることもあります。

対症療法としては、痛みやしびれなどの症状を緩和するため、ビタミン剤や漢方薬、鎮痛薬などが使われます。また、必要に応じて、抗けいれん薬、抗うつ薬などを投与するケースもあります。

自分でできる!
Self Care

症状を緩和するには

- ぬるめのお湯で入浴するなどして、じっくり患部を温めよう。
- 手を握ったり開いたり、手指の運動をこまめにやろう。
- 手足の曲げ伸ばしなど、簡単な運動も積極的に。
- 軽い散歩は筋力低下を防ぎ、気分転換にも。
- 手足を湯と水に交互に入れて、末梢循環を刺激しよう。
- 軽くマッサージしよう。

転倒しないために

- 暗くなりがちな場所も、明るくする工夫を。
- 階段や浴室には、手すりをつけよう。
- つまずくものは床に置かない。
- 歩きづらい時は杖などを利用し、無理なくゆっくり歩こう。

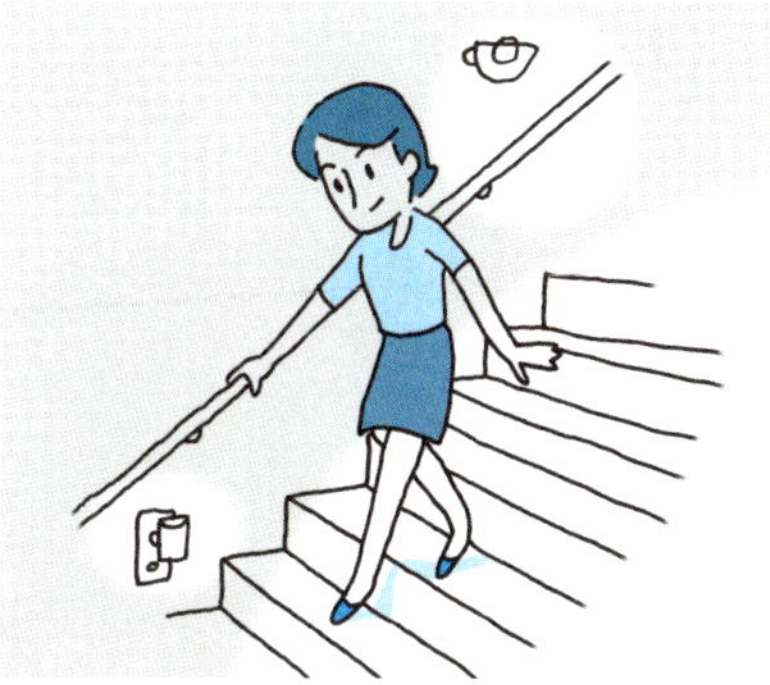

やけどや事故の防止

- 温度がわかりにくくなっている時は、低温やけどに気をつけよう。
- 温度計で湯温を確認してから、お風呂に入ろう。
- 料理の際は、鍋つかみなどを利用しよう。
- お湯で食器を洗う場合は、ゴム手袋を使おう。

《末梢神経障害が起こりやすい抗がん剤》……………………………

パクリタキセル、ドセタキセル、ビンクリスチン、ビンプラスチン、オキサリプラチンなど。

体がむくむ（浮腫《ふしゅ》）

むくみの原因は？

むくみ（浮腫）は、抗がん剤の中でも微小管《びしょうかん》阻害薬（ドセタキセルなど）の副作用によって生じやすい症状です。

微小管阻害薬は、細胞分裂に関わる微小管の働きを阻害し、がん細胞の増殖を防ぎます。

しかし、その過程で毛細血管壁に隙間ができ、体液などが血管外へ漏れやすくなります。漏れた水分が皮下組織にたまることで、むくみが生じてしまいます。

早めのセルフケアを

むくみのケアは、日常的な予防が大切です。足を伸ばして座る、重い荷物は持たない、クッションを利用するなど、むくみやすい部位のリンパの流れをうながし、末梢に水分がたまらないように心がけましょう。

スキンケアも大切です。むくんで乾燥した皮膚は、虫刺されや切り傷から細菌が入ると「蜂窩織炎《ほうかしきえん》」という感染症を引き起こします。皮膚を清潔に保ち、保湿もしっかり行いましょう。

むくみの支持療法

薬剤を使った対策としては、抗がん剤投与直後から2～3日の間、ステロイド薬を服用することで、むくみの発症を遅延させることがあります。

スキンケア、リンパドレナージ（むくみ改善のマッサージ）、圧迫療法、圧迫状態での運動療法を組み合わせた複合的理学療法も推奨されています。

むくみは早期ケアが大切。兆候を感じたら、すぐに主治医に相談しましょう。

自分でできる！
Self Care

むくみの兆候をチェックする

- 皮膚がつまみにくい。
- シワが目立たなくなった。
- 治療前に比べて腕や足が太くなった。
- 腕や足が重だるい。
- 腕や足が動かしづらい。
- 疲れやすくなった。
- 静脈の見え方が左右で違う。
- 指で押すと凹んだまま戻らない。
- 皮膚が以前よりも硬い（象皮化している）。
- 皮膚が乾燥している。
- 毛深くなった。
- 関節が曲がりづらくなった。

日常生活でのむくみ予防

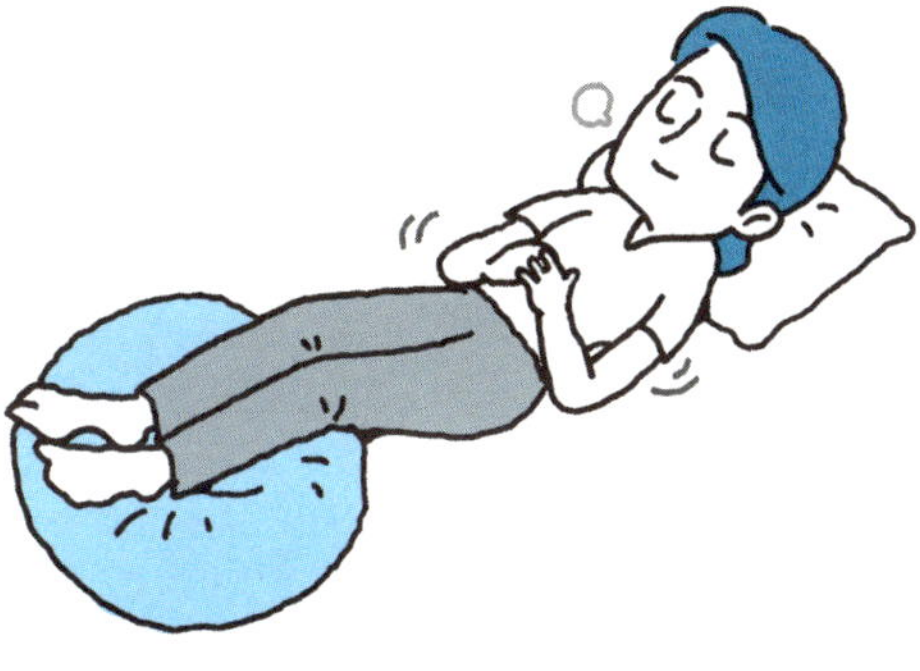

- 足を伸ばして座ろう。
- むくみが生じやすい部位を心臓より高くしよう。
- 重い荷物は、なるべく持たないようにしよう。
- カバンの持ち手は、太くて柔らかいものを選ぼう。
- リンパドレナージや圧迫療法を、治療前から行うのも効果的（医療者の指導が必要です）。

《むくみ（リンパ浮腫）を起こしやすい抗がん剤》…………………………
ドセタキセル、ペメトレキセド、パクリタキセルなど。

症状6

◀全身にまつわる副作用▶

性機能の衰え（性機能障害）

女性の性機能障害

卵巣機能が抗がん剤の影響を受け、卵胞の減少、月経不順、過少月経から無月経、早期閉経、不妊、膣狭《ちつきょう》窄《さく》などの様々な障害が起こります。

ホルモンバランスも崩れやすく、ほてり、倦怠感、不安・抑うつ、不眠などの更年期障害症状が生じやすくなります。

これらの症状は治療終了後には回復しますが、高齢になるほど回復しづらくなります

男性の性機能障害

抗がん剤が直接精巣に作用し、無精子症、精子減少症、不妊症などを起こします。泌尿器系がんなどの治療では、他療法の影響で、性欲減退や勃起障害、射精障害が生じることもあります。

精子数の減少は、抗がん剤投与後の2～3カ月後となることが多く、回復までは女性の性機能障害よりも時間を要します。また、精巣は小児期よりも成人期のほうが、損傷を受けやすいとされています。

性機能障害の支持療法

女性の卵巣機能障害の治療としては、エストロゲンを補うホルモン補充療法があります。ただし、乳がんや子宮体がんには適していません。

一方、男性の精巣機能障害に対する治療法は、いまだ確立されていません。

性機能障害は性的な価値観などの心理的な問題を生じさせやすいものです。男女に共通して、障害の治療だけでなく、精神的苦痛へのケアが必要です。

自分でできる!
Self Care

性機能障害について知る

- がん化学療法による治療を受ける前に、医師から性機能障害のリスクについて十分に説明を受けよう。
- パートナーと性機能障害について話し合っておこう。お互いの思いやりや理解が大切です。

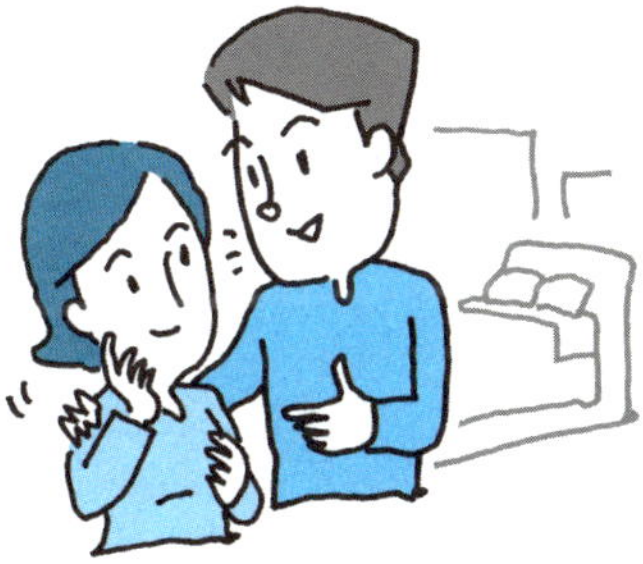

専門家に相談する

- 婦人科や泌尿器科の医師、サポートグループ、日本性科学会などの専門機関などに相談してみよう。

日本性科学会
http://www14.plala.or.jp/jsss/

サイトのアドレスは、2017年8月時点のものです。

性生活の再開に向けて

- 自分の悩みや思いを素直にパートナーに打ち明けよう。
- 身体に生じた変化をパートナーに理解してもらおう。
- 卵巣機能が低下している女性は、潤滑《じゅんかつ》ゼリーを活用しよう。

《性機能障害が起こりやすい抗がん剤》……………………………

【卵巣機能障害】シクロホスファミド、ブスルファン、塩酸プロカルバジン、ドキソルビシンなど。

【精巣機能障害】シクロホスファミド、イホスファミド、メルファラン、ブスルファンなど。

口の中が痛い（口内炎）

口内炎の原因は？

口内炎には、主に2通りの原因が考えられます。抗がん剤が直接粘膜に作用して障害を受ける場合と、抗がん剤による白血球減少に伴う二次的な口腔内感染による場合です。

口内炎が発生した際には、同時に消化管粘膜の炎症も起こしていると考えるのが妥当です。口内炎が引き金となって、抑うつ症状、倦《けん》怠感《たいかん》、食欲不振、脱水症状などが引き起こされるので、十分な対策が必要です。

予防が大切

副作用による口内炎の発生は、抗がん剤投与後の2〜10日頃が一般的です。治療が終了すれば、2〜4週間程度で症状は改善し、必ず治ります。

ただ、改善には白血球の好中球回復を待たねばならないため、それなりの時間を要します。

口内炎がきっかけで、感染症が全身に広がることもあります。治療前に虫歯を治しておくなど、口腔ケアによる予防が大切です。

口内炎の支持療法

局所麻酔薬やうがい薬を利用して口腔内を保湿することで痛みを緩和します。

予防措置として、抗がん剤投与前に30分氷片を口に含み冷却することで、口腔粘膜へ薬剤が達する量を減少させます（クライオセラピー）。

感染症を伴う場合は、原因となるウイルスや細菌を明らかにする必要があります。そのうえで、抗ウイルス薬や抗生物質、抗真菌薬《こうしんきんやく》などが処方されます。

自分でできる！
Self Care

口内炎の予防

- 鏡を使って口の中をよく観察しよう。
- 口の中を清潔に保とう。
- 毎食後、就寝前には歯をみがこう。小さい柔らかめの歯ブラシがおすすめです。（歯みがきの方法→ P.104）
- 清潔な水や生理的食塩水、うがい薬などで、こまめにうがいを。（うがいの方法→ P.106）
- ガムを噛む、水分を多めに摂取するなどして、口内の乾燥を防ごう。

痛むときには

- 口内を清潔にし、湿り気を保つことがポイント。
- 歯みがき剤は低刺激性のものを。生理食塩水だけでもOK。
- 痛みがひどい時は、うがいだけで済ませよう。
- 義歯は清潔に。食事の時以外は外しておこう。

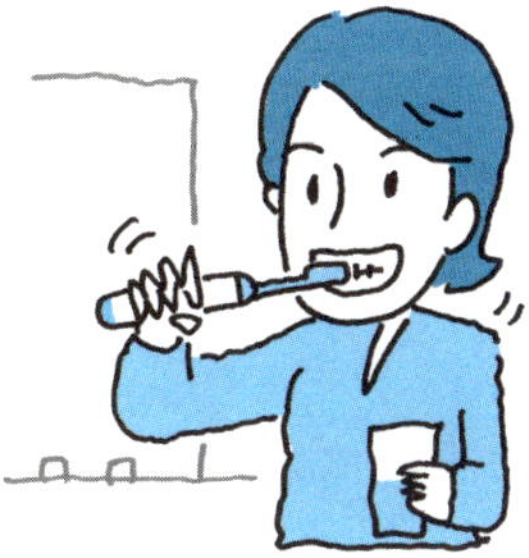

食事の工夫

- 熱いものは避け、冷ましたものを食べよう。
- 煮込む、裏ごしする、とろみをつけるなど、食べやすい工夫を。
- 香辛料や塩分、酸味の強いものなど刺激の強い食物は避ける。
- 柑橘系の果物やジュース、煙草、アルコール類は避ける。

《口内炎が起こりやすい抗がん剤》……………………………………

メルファラン、ブスルファン、ウルオロウラシル、カペシタビン、テガフール・ギメラシル・オテラシルカリウム、イダルビシンなど。

味覚がおかしい（味覚障害）

味覚障害の原因

舌神経や舌印神経など味覚に関わる神経や、味を感じる器官である味蕾《みらい》が、抗がん剤によって障害を受けると、味覚障害が起こります。

また、抗がん剤には亜鉛を体外に排出しようとする働きがあるため、味蕾に必要な亜鉛が欠乏することも原因とされています。

高齢者に多く見られる口腔の乾燥や吐き気、下痢、便秘、不安など、他の副作用が影響して味覚に影響を与えることもあります。

食欲を取り戻すために

塩やしょう油を苦く感じる、何を食べても甘い、味がしない、金属みたいな味がするなど、味覚障害はそのまま食欲不振につながります。

食欲不振は栄養障害や体重減少を引き起こすことになり、患者さんのＱｏＬ（生活の質）も低下。がん治療の効果にも悪影響を及ぼします。

治療中は味覚障害があっても仕方がないと自己判断してしまわずに、医師に相談して食欲を取り戻すことが大切です。

味覚障害の支持療法

味覚障害の改善には、亜鉛が多く含まれる食品（次ページ参照）を日常的に摂取することが理想的です。ただし、極端な亜鉛不足の場合は、亜鉛製剤で亜鉛をしっかり補充します。

食欲不振が引き起こされ、食事が摂れない状態が続けば、輸液や経腸《けいちょう》栄養が必要になる場合もあります。

口内炎が食欲不振を助長している場合は、口内のケアも同時に行うようにしましょう。（↓Ｐ・104）

自分でできる！
Self Care

味覚障害を予防する

- 日頃から歯や舌のブラッシングなど口腔ケアを心がけよう。口内乾燥や口内感染症は味覚障害が悪化する原因です。
- 玄米、肉類、カキ、スルメなどの魚介類、豆類、乳製品、ゴマなど亜鉛を多く含む食品を日常的に摂取しよう。

食事を工夫する

- 少量ずつ数回に分けて食べよう。
- 食事前もうがいをして口腔内を常に清潔に。
- よく噛んで食べよう。
- 熱いものは冷ましてから食べよう。
- 酢やレモンなど、料理に酸味を取り入れよう。

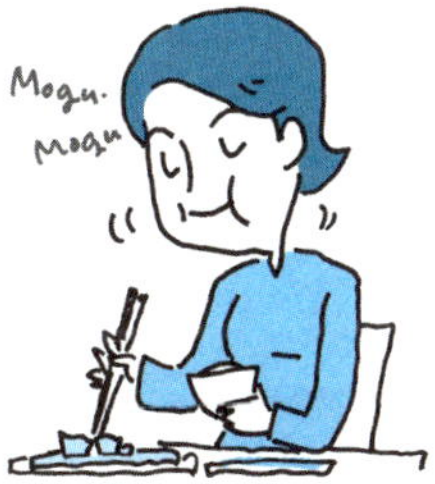

味つけのポイント

【苦味・金属味を強く感じる場合】

- 塩分は控えめに。
- だしを利かせて、はっきりした味に。
- 酸味、薬味、香辛料を上手に利用しよう。
- 汁物を取り入れよう。

【甘みを強く感じる場合】

- 砂糖やみりんを控えよう。
- しょう油、味噌などを多めに使い、塩味を強くしてみよう。
- 酸味や香辛料でアクセントをつけよう。
- 汁物を取り入れよう。

《味覚障害を起こしやすい抗がん剤》……………………………………

ビンクリスチン、パクリタキセル、ビノレルビン、シスプラチン、カルボプラチン、メトトレキサート、フルオロウラシル、イリノテカンなど。

症状9

見えにくい（眼障害）

眼障害の原因は？

目の痛みやかゆみ、目やにの増加や涙目など、抗がん剤の副作用で目に現れる症状は様々です。

かすむ、ぼやける、やたらとまぶしい、ゆがんで見える、視力低下など、見え方に異常を感じるケース、白内障や緑内障が徐々に進行しているという場合もあります。

原因は不明なことが多いですが、長期的なステロイド使用では白内障が起きやすくなります。

定期検査を忘れずに

目の症状の多くは、治療終了後に改善します。眼科から目薬や軟膏などの薬剤が処方されることになりますが、白内障や緑内障が重症化した場合は手術が必要となる場合もあるので注意が必要です。

白内障や緑内障は、長期的な薬剤の連用により、気がつかないうちに進行してしまう傾向があります。定期的に検査を受け、早期発見することが何よりも大切です。

自分でできる！
Self Care

日常生活における注意点

- 汚れた手で目を擦らない。
- 光がまぶしく感じたら、サングラスをかけて外出しよう。
- まつげが脱毛していると、目に異物が入りやすくなります。眼鏡やサングラスを利用しよう。
- 処方された点眼薬は、正しく点眼しよう。
- 視力低下、涙が出る、痛みがある、視野が狭くなったなど、異変を感じたらすぐに受診を。

《眼障害を起こしやすい抗がん剤》

テガフール・ギメラシル・オテラシルカリウム、フルオロウラシル、シタラビン、タモキシフェン、パクリタキセル、シスプラチン、ドセタキセルなど。

症状10

◀局所にまつわる副作用▶

聞こえにくい（聴力障害）

聴力障害の原因は？

外耳道を通った音が鼓膜を振動させ、中耳の骨を動かして内耳に伝わり、神経の働きとして脳に届くと、音は聞こえます。

抗がん剤の副作用により、内耳の前庭《ぜんてい》・三半規管《さんはんきかん》・蝸《か》牛《ぎゅう》など、音を感じる器官に障害を起こすと、難聴や耳鳴り、めまいといった症状が現れます。

発症時期には個人差があります。ただし一般的に投与量、投与回数が増えるほど発症率は上がります。

早期発見が大切

難聴はまず、高音域の聴力低下から始まり、徐々に低音域も聞こえづらくなります。高音域はもともとが聞こえにくい音域なため、自覚症状が出たときは、すでに難聴が進行しているというケースも多く見られます。

めまいは自然と回復することが多いものですが、難聴は治りにくく、確実な治療法もまだ確立されていません。定期的な聴力検査を行い、早期発見することが大切です。

自分でできる! Self Care

日常生活における注意点

- 抗がん剤の服用中は、耳鳴りに注意を。
- 規則正しい生活を心がけよう。睡眠も十分取ろう。
- 過度のストレスは禁物。疲労を感じたら休息する習慣をつけよう。
- 塩分や水分のとりすぎに注意しよう。
- 激しいめまいが起きたら、暗くした部屋で安静にすごそう。
- 定期的に聴力検査を受けよう。

《聴覚障害を起こしやすい抗がん剤》……………………………………………………

シスプラチン、カルボプラチン、ネダプラチン、パクリタキセル、ビンクリスチン、リツキシマブなど。

毛髪が抜けやすい（脱毛）

脱毛の原因は？

毛髪は一定のサイクルで発毛・生育・脱毛を繰り返しています。

ところが、抗がん剤や放射線治療の影響で、毛の根元にある毛母細胞《もうぼさいぼう》（毛髪を作る細胞）がダメージを受けると、毛髪が生え変わるサイクルが乱れ、毛の成長がストップします。これが脱毛の原因となります。

脱毛は、ほとんどの抗がん剤で起こりますが、発現率は種類や量によって異なり、個人差もあります。

治療が終われば回復する

脱毛は、一般的には化学療法開始から2～3週間後に始まり、治療中は症状が進行します。

数日で大量の毛が抜けてしまうために、特に女性は精神的なショックを受けやすい副作用です。

しかし、脱毛はあくまで一時的なものです。毛髪は再び生えてくるので安心してください。抗がん剤治療が終了すれば2～3カ月後には発毛が再開、数年後には元通りに戻ります。

脱毛の支持療法

現状では、残念ながら、治療中の脱毛を防ぐ有効な手段はありません。

一時的なものとはいえ、どうしても不安を感じるという人は、納得いくまで医師や看護師に相談し、不安を取り除きましょう。

また、髪の長い人はショートカットにしておくなど、治療開始前から対策（→P.130）をたてておくと、精神的苦痛も軽減します。ウイッグ（かつら）やつけ毛の準備もしておくとよいでしょう。

自分でできる!
Self Care

治療前の対策

- 髪はあらかじめ短くしておくと抜け毛が目立ちません。
- 爪は短く切って清潔に。
- 頭皮を守るキャップやバンダナなどを用意しよう（→ P.134）。
- ウイッグの用意をしておこう（→ P.132）。

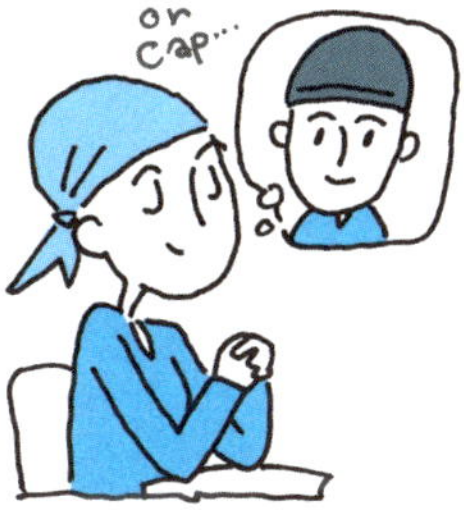

脱毛中のヘアケア

- 頭皮はいつも清潔に。髪が抜けるのを恐れずにしっかり洗髪しよう。
- 爪を立てずに指の腹でやさしくゆっくり洗おう。
- 低刺激なシャンプーとリンスを選ぼう。
- リンスやトリートメントの使用は少量にしよう。
- ぬるめのお湯を使おう。
- 洗髪後は、タオルをあて、水分を優しく吸収させて乾燥させよう。
- ドライヤーは控えよう。使う場合はなるべく低温で。
- ピンがやわらかく丸いブラシを選ぼう。

生活の工夫・注意点

- 家でも帽子やバンダナをかぶれば、髪の毛が床に落ちにくい。
- 就寝時にナイトキャップをかぶれば、寝具に髪の毛が落ちにくい。
- 外出時はウイッグや帽子を着用。刺激から頭皮を守ろう。
- まつげが抜けている場合は、ほこりから目を守るため、サングラスをかけよう。
- 鼻毛が抜けている場合は、乾燥やほこりを防ぐため、マスクをしよう。
- パーマやヘアカラーは、治療終了後であっても医師と相談。

※脱毛ケアの詳細は、P.130～をごらんください。

《脱毛が起こりやすい抗がん剤》……………………………………

バクリタキセル、ドセタキセル、ドキソルビシン、シタラビン、エトポシド、メトトレキサート、イホスファミド、イダルビシンなど。

便がゆるい気(下痢)

下痢の原因は?

下痢は、消化管の粘膜障害によって起こります。抗がん剤の刺激によって腸の蠕動運動《ぜんどううんどう》が活発になり、引き起こされる下痢をコリン作動性下痢と言います。

抗がん剤が直接、消化管粘膜を傷つけたり、副作用による免疫抑制が原因で腸管感染が起こり、下痢になるケースもあります。

分子標的治療薬でも高確率で下痢の症状がみられます。特に化学療法では、遅発性下痢が問題となります。

長引く下痢に注意

早発性下痢とも呼ばれるコリン作動性下痢は、抗がん剤投与後24時間以内に起きる一過性の下痢です。

一方、腸粘膜の障害による下痢は遅発性下痢と呼ばれ、治療開始後の数日にわたって症状が現れます。早発性に較べ頻度が高く、長びきやすいのが特徴です。

激しい下痢や長期間の症状の継続は、電解質《でんかいしつ》異常や脱水症状を起こし、重篤《じゅうとく》化する可能性があります。必ず早めに報告してください。

下痢の支持療法

通常は、止痢剤《しりざい》(下痢止め)や整腸剤(腸内細菌のバランスを整える薬)を用いて治療します。早発性下痢の場合は、抗コリン剤が効果的です。

白血球の減少や、発熱などの症状がある場合は、G-CSF製剤や抗生物質を併用することがあります。

遅発性下痢の重症化が心配な場合は、症状に合わせての薬剤投与に加え、補液《ほえき》や電解質のコントロールを行います。

自分でできる!
Self Care

下痢になったら

- 腹部をしめつけず、ゆったりした服装に。
- カイロやひざ掛けなどを利用して腹部を温めよう。
- 水分補給をしっかりと。ただし冷えすぎた飲み物は避けましょう。
- 温水洗浄便座や洗浄綿などを利用して、肛門周りを清潔にケアしよう。
- いつでも排便できる用意があると安心。簡易便器やポータブルトイレを活用しよう。

食事の工夫

- 回数を増やして少量ずつ食べよう。
- おかゆや麺類など、温かく消化のよいメニューにしよう。
- カリウムの多い食品を摂取しよう。
- スポーツドリンクで電解質も補給しよう。

避けるメニュー

☒揚げ物など脂っこいもの全般
☒香辛料などの刺激物
☒繊維質を多く含む食品
☒ガスを発生させやすいカボチャ、イモ、豆類など
☒乳製品
☒アルコール類、カフェイン入り飲料

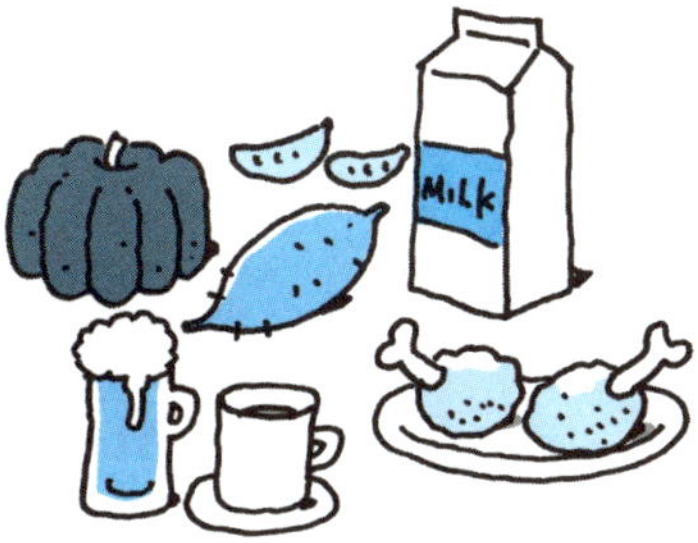

《下痢を起こしやすい抗がん剤》……………………………………
フルオロウラシル、イリノテカン、メトトレキサート、シタラビン、エトポシド、ドキソルビシンなど。

◀排便にまつわる副作用▶

便が出ない・出にくい（便秘）

便秘の原因は？

抗がん剤や制吐薬《せいとやく》、鎮痛剤などが末梢神経や自律神経に作用し、腸の蠕動《ぜんどう》運動が低下することによって引き起こされるのが薬剤性便秘です。

その他、腸管の狭窄《きょうさく》や腸閉塞《へいそく》（イレウス）、痛みや精神的ストレスによる腸機能の低下など、便秘の原因は実に様々。薬剤性便秘とこれらの多様な原因が複合的に重なって、重度の便秘を起こしてしまうケースも多いものです。

便秘になったらすぐ報告

便秘は日常的に体験することが多いため、患者さんによっては便秘が続いていてもあまり気にしていないケースが多いものです。

便秘は、食欲不振や腹痛など他の随伴症状とも関連しています。また、抗がん剤の種類によっては便から排泄されるべきものがあるので、その排泄が妨げられることも問題となります。便秘予防は治療にも大切なこと。便秘になったらすぐに医師に報告しましょう。

便秘の支持療法

腹部マッサージなどで腸管の蠕動運動を活発にすることで便通を整えたり、消化管運動改善薬を使ったり、大腸刺激性下剤や緩下剤を使って便をやわらかくして治療します。

ひどい便秘では、浣腸や坐薬を使用することもあります。

便秘に伴う硬い便が、腸閉塞などの原因になることもあります。便秘は軽く考えずに早めに医師に相談してください。

自分でできる!
Self Care

便秘を予防する

- 十分な水分補給を常に心がけよう。
- 無理なく、適度な運動をしよう。
- 睡眠をしっかりとって、朝型の生活習慣に変えていこう。
- 朝食後など、毎日時間を決めて排便する習慣をつけよう。
- 我慢せず、便意を感じたらすぐトイレへ。
- 朝・昼・晩の規則正しい食事リズムによって、腸を刺激しよう。
- 繊維の多い食べ物を摂取しよう。

便秘になったら

- 病院で出された薬は十分な水とともに服用する。水分補給もしっかりしよう。
- カイロやホットパックなどを利用して腹部を温めよう。
- 腹部を「の」の字マッサージすることで、腸の蠕動運動を高めよう。
- 手のツボを刺激するのも効果的。

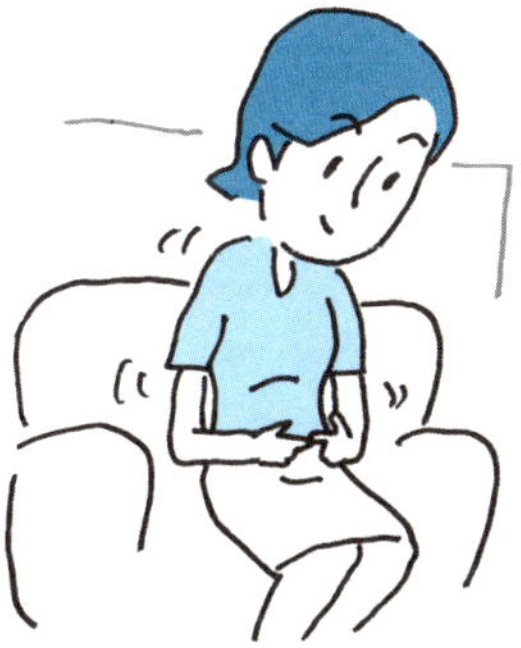

食事を工夫する

- 温かいメニューをよく噛んで食べよう。
- チーズ、ヨーグルト、みそ汁、納豆など、乳酸菌・発酵食品で腸内環境を整えよう。
- ゴボウ、ニンジン、アボカド、イモ類など、食物繊維の多い食材を摂ろう。

《便秘を起こしやすい抗がん剤》……………………………………

ビンクリスチン、ビンデシン、ビンブラスチン、ビノレルビン、パクリタキセル、ドセタキセルなど。

貧血（赤血球減少）

貧血の原因は？

赤血球中のヘモグロビンという血色素には、肺で受け取った酸素を体中の細胞に運ぶ働きがあります。

抗がん剤の影響で骨髄《こつずい》抑《よく》制《せい》（骨髄が血液細胞を作りにくくなること）が起こると、赤血球数やヘモグロビン量が減り、体中の組織が酸欠状態となって、貧血が起こります。

貧血は抗がん剤治療以外でも様々な要因が考えられます。原因の正確な究明が大切です。

重度の貧血に注意

貧血の症状は、ヘモグロビン量が少ないほど重くなります。軽度であれば自覚症状がないこともありますが、重くなると、息切れ、めまい、疲労、頭痛など様々な症状が現れ、生活全般に支障をきたします。

また、薬の種類や個人差により、発現の時期や程度は異なりますが、赤血球の寿命（半減期）は１２０日と長いため、治療開始から数週間～数か月後に症状が現れるのが一般的です。

貧血の支持療法

重度の貧血の場合（ヘモグロビン値が８ｇ／ｄＬ未満程度が目安）は、赤血球輸血を行うことがあります。動悸や息切れが頻繁に起こる場合は要注意なので、主治医に相談してください。

重症でない場合は、生活指導が中心となります。青魚、貝類、レバー、チーズなど、赤血球を作るために不可欠なビタミンB12を多く含む食品をよく噛んで食べ、鉄分の摂取も心がけましょう。

自分でできる!
Self Care

貧血が疑われる症状は?

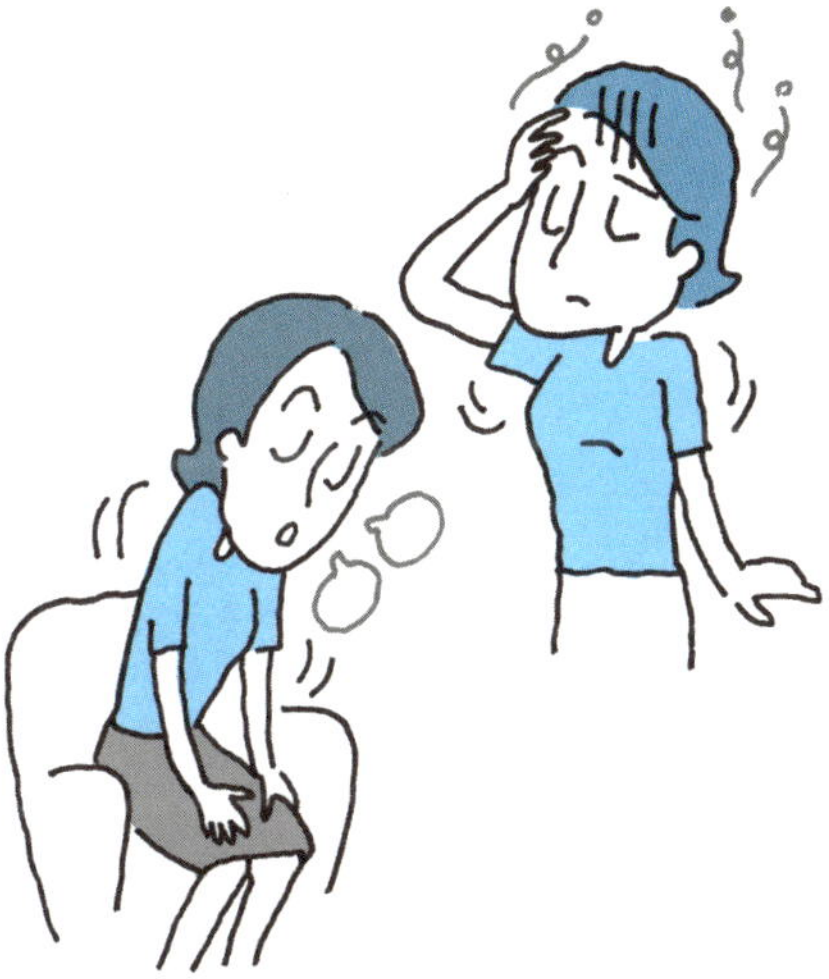

- 治顔色が悪い。
- 頭痛や耳鳴りがする。
- 頭が重い。
- 手足が冷えている。
- 爪の色が白っぽくなっている。
- 下まぶたの裏が白い。
- 食欲が沸かない。
- 動悸がして苦しい。
- 息切れしやすい。
- 脈拍が増える(頻脈《ひんみゃく》)。
- よくめまいが起こる。
- 立ちくらみがする。
- 疲れやすい。
- 思考力が低下していると感じる。
- しょっちゅう便秘になる。

日常生活で注意すること

- めまいや立ちくらみが起きたら、すぐその場にしゃがむ。
- 急に体を動かすことは避け、常にゆったりと動くように。
- 睡眠時間を十分確保しよう。休息の時間も多めにとって無理をしないこと。
- バランスのよい食事をしよう。
- 肉類、魚介類、大豆など、たんぱく質を多く含む食品を摂ろう。
- 青魚、貝類、レバー、チーズなど、ビタミン B_{12} を多く含む食品を摂ろう。

《貧血が起こりやすい抗がん剤》……………………………

シスプラチン、カルボプラチン、ドキソルビシン、エピルビシン、パクリタキセル、ドセタキセルなど。

◀造血にまつわる副作用▶

症状15

血が止まりにくい（血小板減少《けっしょうばん》）

血が止まらない原因は？

抗がん剤治療によって骨髄の造血機能が低下（骨髄《こつずい》抑制《よくせい》）すると、様々な血液成分が減少します。

出血した血液を固める働き（止血作用）がある血小板が減少すると、血小板が減ったことの自覚症状はありませんが、血が止まりにくくなったり、出血しやすくなります。

重度の血小板減少では、脳出血や消化管出血など致命的となることがあるので注意が必要です。

見えない出血に注意

血小板の寿命（半減期）から考慮すると、一般的には抗がん剤投与後の約2週間前後が血小板の減少期間となります。

皮膚の点状紫斑、歯肉出血、鼻出血、血尿、血便などは、目視できますが、脳内出血や臓器出血などの目に見えない部分からの出血にも気を配る必要があります。血液検査の数値から自分の血小板数を把握しておくことは、見えない出血を知る目安となります。

血小板減少の支持療法

目視できる部分から出血している場合は、ガーゼなどで5分以上圧迫し、止血を試みます。鼻血の場合は、小鼻を指で圧迫し、氷で冷やします。

止血できない場合は、医師に相談してください。血小板数によっては、血小板輸血を行うことになります。

何よりも出血の事前予防が大切です。次ページの「出血のリスク回避」を参考に、出血を避ける生活を心がけましょう。

自分でできる!
Self Care

出血のリスク回避

- 歯みがきは、やわらかい歯ブラシを使ってやさしくブラッシング。
- 髭そりには電気シェーバーを。深ぞりに気をつけよう。
- 鼻を強くかまないこと。
- 体を締めつける下着やベルト、靴下などは避ける。
- 大工仕事、料理など、出血が起きやすい作業はなるべく行わない。
- 普段から便秘予防を心がけ、排便時にはりきみすぎない。
- 激しい運動は控えよう。転倒や打撲の可能性があります。

出血した時の対処法

- 鼻血が出た時は上を向き、指で圧迫したり冷やしてみよう。
- 出血部位をタオルやガーゼで圧迫しつつ冷やそう。
- 採血や点滴の後は、５分以上圧迫して止血しよう。
- 出血時は安静を保つこと。どうしても止まらない時はすぐに連絡を。

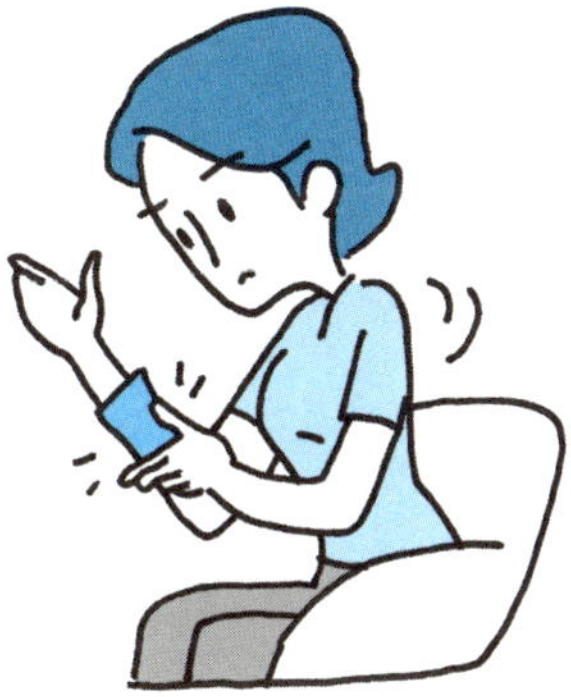

日常で気をつけること

- 締めつけないゆったりした服装を心がけよう。
- 飲酒を避ける。お酒には血液を固まりにくくする作用があります。
- がん治療と別の診察を受ける場合、薬の飲み合わせを確認しよう。

《血小板減少が起こりやすい抗がん剤》……………………………………
血小板減少（骨髄抑制）は、ほとんどの抗がん剤で起こりうる副作用です。

症状16

◀造血にまつわる副作用▶

骨髄抑制《こつずいよくせい》による感染症（好中球減少《こうちゅうきゅう》）

好中球減少の原因は？

抗がん剤によるダメージは、活発に分裂する細胞ほど受けやすい傾向があります。細胞分裂を繰り返して血液を作り出す骨髄は、抗がん剤の影響を受けやすく、これを骨髄抑制と言います。

血液細胞の中でも好中球（白血球の一種）が減少すると、細菌やウイルスから体を守る働きが弱まります。そのため、感染症を起こしやすくなり、頭痛、皮膚炎、発熱など、様々な症状が現れます。

投与後7～14日は特に注意

好中球が減少しても、自覚症状はありません。感染が起こっていても症状が出ないまま進行するケースもあるので、血液検査で定期的に好中球の数を調べ、感染に対する抵抗力を把握しておきましょう。

一般的には抗がん剤を投与してから7～14日後に好中球が少なくなる傾向があります。この時期は特に注意して感染症対策を行いましょう。熱や頭痛などの症状が現れたらすぐ報告を。

好中球減少の支持療法

抗菌薬（抗生物質・抗真菌剤・抗ウイルス薬）や好中球を増やす薬剤などを用います。

感染症の様々な症状や、血液検査の結果、好中球の数が大幅に減少している場合は、抗がん剤の投与量の調整や、投与自体を延期することもあります。

感染症の症状がなくなっても病原菌が消えたとは限らないので、抗菌薬を自己判断で中止しないようにしてください。

自分でできる! Self Care

感染症が疑われる症状

- 発熱（特に高熱）
- 頭痛・関節痛
- 腹痛・下痢・吐き気
- 咳や痰
- 悪寒・ふるえ
- 吹き出物・皮膚炎
- 口内炎・舌苔・白斑
- 歯の痛み・歯肉痛
- 排尿時の痛み・血尿・頻尿・残尿感
- おりものの増加、膣炎、陰部のかゆみなど
- 肛門痛
- 副鼻腔や耳の痛み

暮らしの注意点

- 手洗いとうがいはまめにする。
- 人ごみは避けよう。
- 十分な休息と栄養補給を。
- ひげそりには電気シェーバーを使おう。切り傷に注意。
- 皮膚の保湿をしよう。
- トイレの後は肛門周辺もしっかり洗浄しよう。
- 体や口の中は常に清潔にしよう。
- 予防接種を受ける際は事前に医師に相談しよう。
- ペットについては、まず医師に相談しよう。
- 庭の手入れやペットの世話には手袋を使おう。
- ペットの糞《ふん》の始末は人に頼もう。

好中球が特に減少したら?

- 人と会う時はマスクを着用する。
- 風邪やインフルエンザなど、体調の悪い人には近づかない。
- 予防接種を受けた直後の人にも近寄らない。
- 調理してから時間がたったものは食べない。
- 食器や調理器具は常に清潔に。
- 食べてもよいものは医師や看護師に相談しよう。
- 生ものは避け、火が通ったものを食べよう。
- 動植物には近づかないようにしよう。

《好中球減少が起こりやすい抗がん剤》……………………………………

好中球減少（骨髄抑制）は、ほとんどの抗がん剤で起こりうる副作用です。

血管が痛い（血管外漏出《けっかんがいろうしゅつ》・血管炎）

血管痛の原因は？

抗がん剤治療を繰り返し受けていると、血管が細くもろくなる傾向があります。そのような状態の血管に抗がん剤を投与すると、薬が血管外に漏れてしまい（血管外露出）、炎症などの皮膚障害を起こすことがあります。

また、抗がん剤を血管に注入した刺激で、血管の内皮細胞に炎症が起き、血管炎が引き起こされます。これが血管痛の原因となることもあります。

早期発見と処置が大切

血管外漏出や血管炎は、最初は症状が軽くても、数日たって症状が悪化することがあるので、注意が必要です。最初は点滴部位の赤み、はれ、痛み、しびれなどが現れ、重症化すると水《すい》疱《ほう》や潰瘍《しゅよう》、壊死《えし》にまで及びます。

重症化を防ぐには、早期発見と処置が大切です。皮膚の異常に加え、点滴量や速度がいつもと異なるなど、細かな変化も医師に伝えましょう。

血管外露出・血管炎の支持療法

抗がん剤の種類によって、炎症部分を冷やす、または温めます。その後は必要に応じて、消炎鎮痛薬やステロイド剤などを注射します。

潰瘍ができるなど、重症化し、長期間症状が改善しない場合は、患部切除や皮膚移植など、外科的処置を行うこともあります。

血管痛の予防法としては、薬剤投与時間の短縮、生理食塩水の注入やステロイド剤の混入などが行われています。

自分でできる!
Self Care

まず知っておきたいこと

- 血管外漏出の早期発見のため、下の「こんな場合はすぐに報告を」に当てはまる場合は、すぐ医師に報告しよう。
- 投与時は、針の挿入部をできるだけ安静に。
- 体を動かす場合は、輸液ルートを引っ張らないように。

こんな場合はすぐに報告

- 点滴針が入っている先や周囲に、痛み（ピリピリした感じ）・腫れ・皮膚の赤み・不快感・しびれ感・圧迫感などがある。
- 点滴の落ち方が、いつもよりも遅い。
- 血液の逆流がない。
- 予定の点滴量まで達成されてない。
- 針の入っている血管に沿って、ピリピリした痛みや発赤がある。
- 静脈に沿って押すと痛む。

痛みを和らげるには

- 点滴中は温めることで痛みを和らげる。
- 点滴後の痛みは、冷たいタオルや氷などで患部を冷やすとよい。
- ドクダミ茶を飲んだら痛みが和らいだという報告がある。
- 痛みがないほうの腕で点滴してもらう。

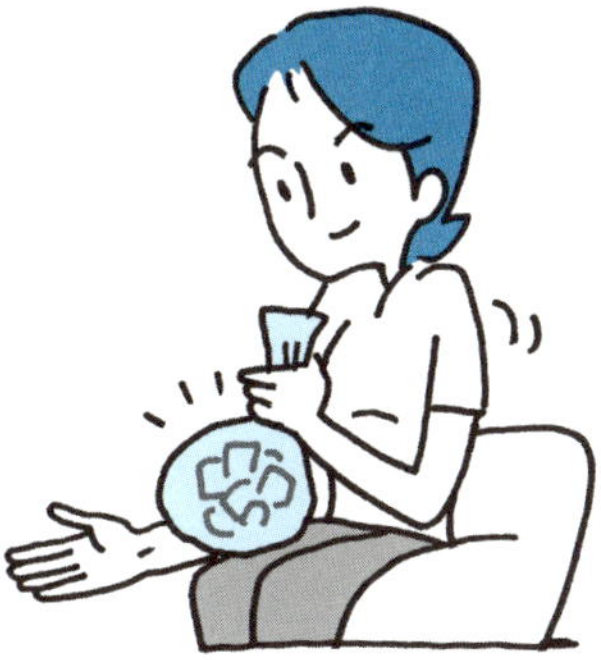

《血管外漏出·血管炎が起こりやすい抗がん剤》……………………………

ドキソルビシン、ダウノルビシン、エピルビシン、イダルビシン、マイトマイシンC、アクチノマイシンD、ビンクリスチンなど。

肌の湿疹・赤み（皮膚障害）

皮膚障害の原因は？

皮膚障害の主な要因は、抗がん剤で皮膚の細胞がダメージを受け、角質層の水分保持機能やバリア機能が低下することです。血管から抗がん剤がもれる血管外漏出（↓P・86）も皮膚障害の原因となるほか、分子標的薬による副作用も増えています。

皮疹《ひしん》・にきび（挫瘡《ざそう》）・乾燥・かゆみ・色素沈着・発赤・脱毛・爪の変化など、症状は多岐におよび、疼痛《とうつう》を伴う場合もあります。

変化に気づいたら早めに相談

手足症候群は、抗がん剤によって手、足、爪に現れる皮膚障害のことです。皮膚がひび割れたり、知覚過敏を起こしたり、手や足の全体が赤みを帯びて腫れたりします。重症化すると水泡やびらんなどで痛みが強くなります。

日常生活にも大きな支障が出る皮膚障害は、予防と早期の対処が大切です。少しでも皮膚の変化を感じたら、すぐに主治医に相談してください。

皮膚障害の支持療法

皮膚障害には確立された治療法がありません。深刻になると、痛みで物が持てなくなったり歩けなくなることもあり、そうなる前に、減薬・休薬を検討します。症状によっては鎮痛薬やステロイド剤が処方されます。

日頃から皮膚の状態をチェックし、適切なスキンケア（↓P・120）を行うなど、日常的な予防も大切です。点滴後の皮膚の状態にも気を配り、血管外漏出にも注意しましょう。

自分でできる!
Self Care

皮膚障害を予防する

- 常に皮膚を清潔にしよう。
- 皮膚をしっかり保湿するスキンケア（→ P.120）を習慣に。
- 皮膚にやさしい洗浄方法（→ P.122）を心がけよう。
- 刺激の少ない洗浄剤を使おう。
- 皮膚を圧迫する服装やアクセサリー類は避けよう。
- 手袋やスカーフで、皮膚を保護しよう。
- 紫外線を避け、日焼けしないようにしよう（→ P.128）。
- 過度な運動は控えよう。

皮膚障害をケアする

- 入浴はぬるま湯で。熱いシャワーは避けましょう。
- 入浴後 15 分以内にスキンケアを行おう。
- 保湿クリームやローションで皮膚の手入れを。
- 塗り薬を使う前は、皮膚を洗って清潔に。

暮らしの注意点

- 室内は適度な湿度をキープ。乾燥させすぎないよう注意。
- 皮膚に直接触れる下着・衣服は、天然素材（綿や絹）を選ぼう。
- 皮膚を強くかかないように気をつけよう。
- 爪はこまめに整えて清潔に。

《皮膚障害が起こりやすい抗がん剤》……………………………………

ブスルファン、ダカルバジン、シクロフォスファミド、フルオロウラシル、メトトレキサート、シタラビン、ブレオマイシン、ドキソルビシンなど。

心機能の低下（循環器障害）

循環器障害の原因は？

抗がん剤によって心筋（心臓の筋肉）がダメージを受け、心筋梗塞《しんきんこうそく》、狭心症《きょうしんしょう》、うっ血性心不全、不整脈などの循環器障害を起こす場合があります。

発生頻度自体はそれほど高くありませんが、障害が起きた場合には重篤化《じゅうとく》するケースも多いため、注意が必要です。重篤化した場合は治療中止や生命予後にも関わるので、治療中の定期検査で早期発見することが大切です。

気になったらすぐに報告

心機能の低下は、動悸《どうき》、息切れ、倦怠感《けんたいかん》、めまい、手足や顔のむくみ、胸の痛みなど様々な症状として表れます。ただし、これらが抗がん剤の副作用による心機能の低下なのかどうかの判別は決して容易ではありません。

「階段の上り下りで息が切れてしまい、いつもより大変だった」など、少しでも異変を感じたら、なるべく細かく医師に報告しましょう。

循環器障害の支持療法

抗がん剤の心毒性に対して有効な治療法は確立されていません。十分安静にして、水分や塩分の摂取制限、酸素投与のほか、利尿薬や強心薬の投与などが症状に合わせて行われます。予防措置として、降圧剤が使われる場合もあります。

心機能障害は、予防することが何より大切です。検査を定期的に受け、日頃から異変がないかを患者さん自身がチェックする習慣が大切です。

自分でできる!
Self Care

こんな症状には注意

- 横になると息苦しくなる。
- 手足や顔がむくむ。
- 動悸や息切れがする。咳込むことが多い。
- いつもより疲れやすい。
- 一気に歩ける距離が短くなった。
- いつもは軽く登れる階段を負担に感じる。
- 急激に体重が増加した。
- 膝から下がむくみ、痛む。
- 胸に痛みや圧迫感を感じる。
- 冷汗をかきやすい。
- よくめまいを起こす。
- 血圧が安定しない。
- 脈拍が安定しない。
- 呼吸が浅く速くなった。
- 生あくびが多くなった。

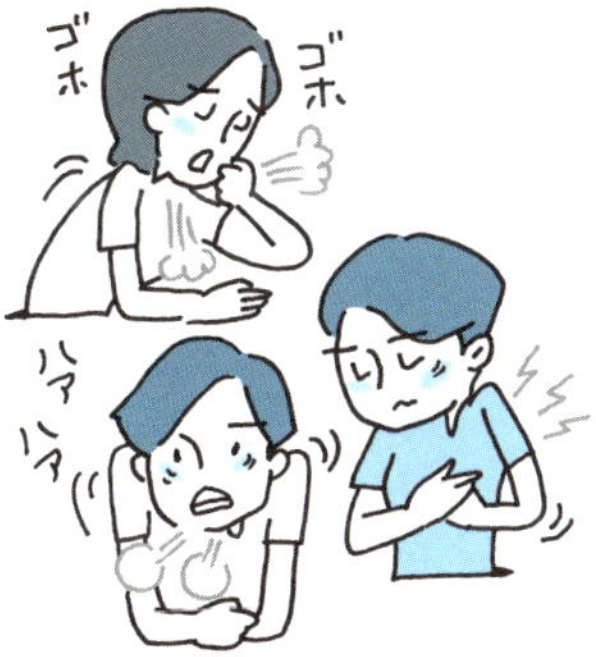

暮らしの注意点

- 体調変化に気を配ろう。医師には詳しく報告を。
- 毎日同じ時間に同じ条件で体重を計る習慣をつけ、急激な体重増加に気をつけましょう。
- 塩分の摂り過ぎには注意しよう。
- 普段と違う息切れやむくみには特に注意を。

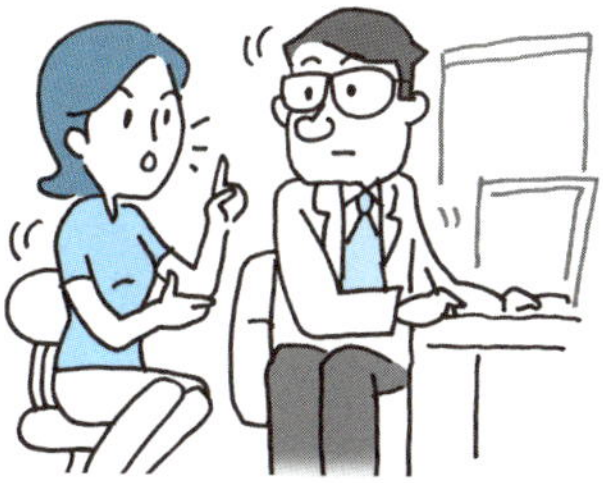

《循環器障害が起こりやすい抗がん剤》……………………………
ドキソルビシン、エピルビシン、ダウノルビシン、イダルビシン、ピラルビシン、アムルビシン、ミトキサントロン、シクロホスファミドなど。

症状20

◀臓器別の副作用▶

肝機能の低下（肝障害）

肝障害の原因は？

多くの薬剤は肝臓で代謝されますが、抗がん剤も例外ではありません。肝臓の代謝力を超える抗がん剤の投与や、がん治療を行う以前から肝機能障害がある患者さんは肝障害が起こる可能性が高まります。

治療中に起こる肝障害は、抗がん剤によるものとは限りません。食習慣や、患者さんが摂取した他の薬剤の関与なども考えられるので、病歴や薬歴も判断材料となります。

定期的な検査を

薬の種類や投与量によって異なってきますが、抗がん剤の副作用による肝障害は、投与開始数日から数週間後に出現するのが一般的です。

症状としては、発熱、食欲不振、黄疸《おうだん》、倦怠感《けんたいかん》、かゆみなどがあります。治療中の採血により発見されることもあり、初期には身体症状として現れないことも多いです。

治療中は、定期的な肝機能検査が大切です。

肝障害の支持療法

肝障害に対する確立された治療法はありませんが、薬剤の変更や減量で大半の異常は改善されます。

進行性の肝障害が全身に及ぶ場合は、抗がん剤の使用中止が検討されることもあります。

もともと肝臓が弱い人や持病がある人、アレルギー体質の人は、抗がん剤による肝障害の副作用が特に懸念されます。治療前に必ずこれらの情報を医師に伝えておきましょう。

自分でできる！
Self Care

治療の注意点

- 肝疾患の既往がある場合は、治療前に主治医に伝えよう。
- 白目や皮膚が黄色い、だるい、尿の色が濃くなったなど、自覚症状があればすぐに報告を。
- 医師に指示された薬以外は飲まないように。

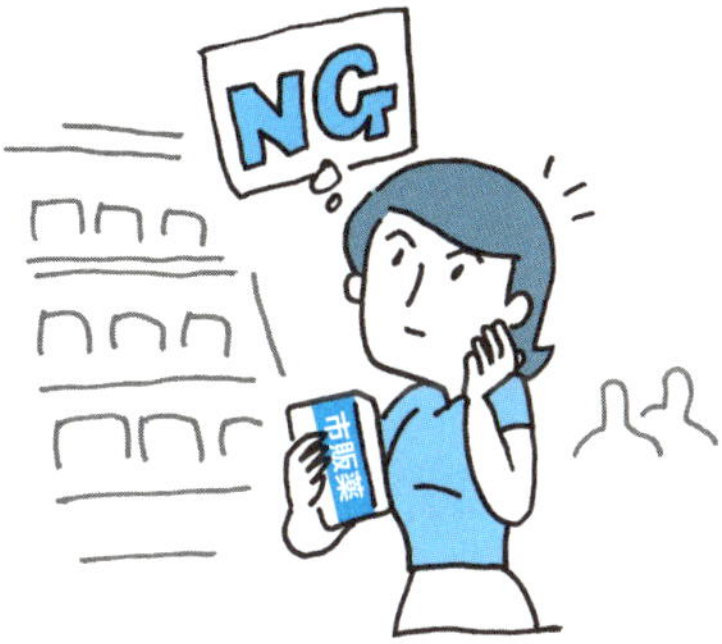

暮らしの注意点

- 血が肝臓へしっかり巡るように、極力、体力を消耗しない生活を心がけよう。
- 睡眠と休息は十分にとろう。
- 肝臓の悪化は自覚症状が出にくいものです。検査データを普段からチェックしておこう。

食事の注意点

- 栄養バランスのとれた食事を、朝昼晩、規則正しく摂ろう。
- 禁酒を心がけよう。アルコールは肝臓への負担が大きいです。
- 高カロリー、高たんぱくな食事に偏りすぎないようにしよう

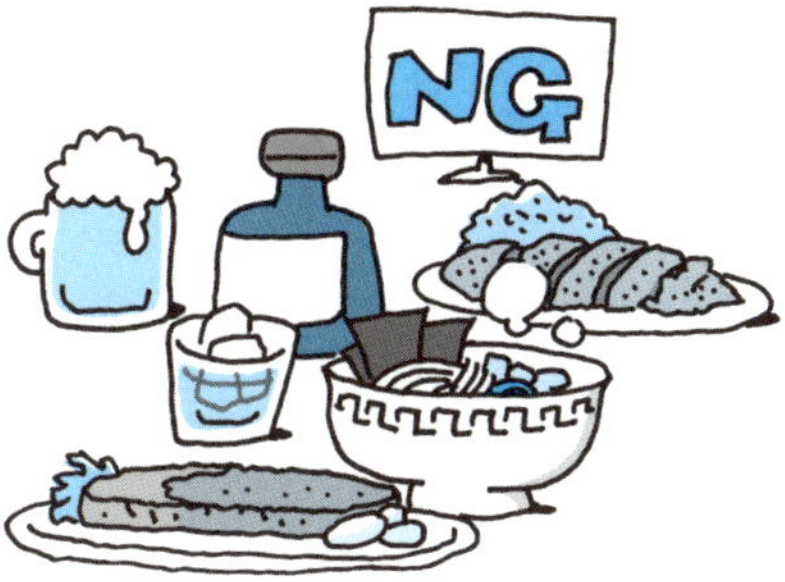

腎機能の低下（腎障害）

腎障害の原因は？

体の老廃物を尿として排出する器官が腎臓です。肝臓と同じく、様々な薬剤を代謝・排出させる経路のひとつです。したがって、抗がん剤の影響も受けやすく、腎不全を起こす場合もあります。

抗がん剤の副作用による腎障害は、抗がん剤が直接的に障害をもたらす場合と、抗がん剤の作用で腫瘍細胞が壊れ、体液のバランスが崩れてしまう腫瘍崩壊症候群とがあります。

定期的な検査を

腎機能の低下は、まず検査値の異常として現れます。血清クレアチニンや血中尿《けっちゅうにょう》素窒素《そちっそ》の上昇、クレアチニンクリアランスの低下がみられる場合は特に注意が必要です。

腎不全の症状には、尿たんぱく、尿量減少、胸・腹水、体重増加、むくみなどがあります。心不全や意識障害に至ることもありますので、腎機能が低下している場合や、高齢者は特に気をつけましょう。

腎障害の支持療法

腎障害は予防と早期発見が大切で、異常がある場合は、薬剤投与の中止や変更などを検討します。ただし現状では、抗がん剤の腎毒性に対しての有効な治療法はありません。

腎障害予防の基本は、水分を十分に摂って尿を出すことです。尿とともに抗がん剤を排泄して腎臓への負担をなるべく軽減します。水分補給が難しい場合は、電解質輸液の点滴を行います。

自分でできる!
Self Care

こんな症状には注意

- 体重が増加している。
- 体がむくみやすくなった。
- 12 時間以上尿が出ていない。
- 通常に比べて尿の色が非常に濃い。
- 通常に比べて尿の量が非常に少ない。
- 動悸や息苦しさを感じる。
- 頭痛が頻繁に起こる。
- 吐き気があり、嘔吐が多い。
- 疲れやすくなった。
- 脱力感を感じる。
- 下痢になりやすい。
- 筋肉が痙攣《けいれん》しやすくなった。

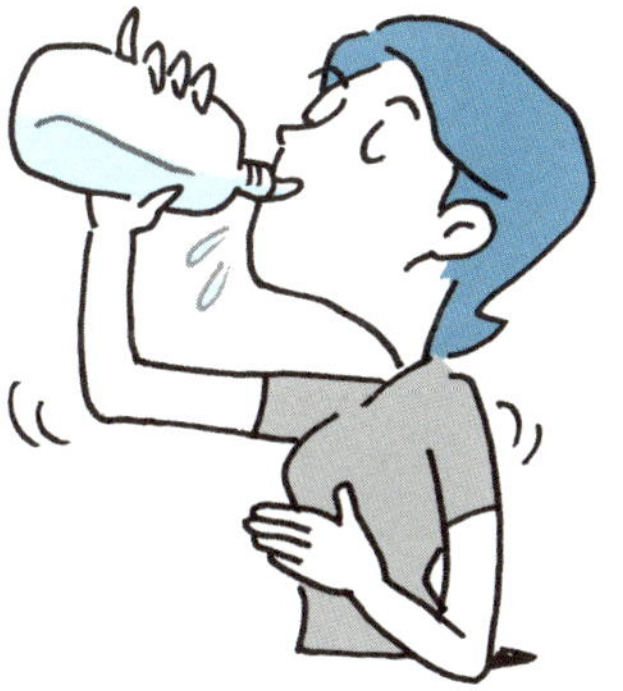

暮らしの注意点

- 治療後は、特にしっかり水分を摂ろう。
- 毎日同じ時間に同じ条件で体重を計る習慣をつけよう。急激な体重増に注意。
- 水分を摂った分だけちゃんと尿が出ているか、意識してチェックしよう。
- 塩分の摂りすぎにも注意しよう。
- 尿意があったらすぐにトイレに行く習慣を。
- 寝る前にはトイレに行く習慣をつけよう。
- 夜間の尿意を避けるため、水分を控える傾向がある人も、水分摂取を心がけるよう改めよう。

《腎障害が起こりやすい抗がん剤》……………………………………

シスプラチン、メトトレキサート、シクロホスファミド、イホスファミド、カルボプラチン、マイトマイシン C、ビスホスフォネートなど。

Column 3 ケモブレインって何ですか？

化学療法の副作用による、慢性的な意識混濁《こんだく》や記憶障害

ケモブレイン（chemo brain）とは、化学療法を受けた患者さんに生じる慢性的な意識混濁や記憶障害のことを言います。物忘れ・言葉がすぐに出てこない・集中力の欠如・新しく記憶することが難しいなどの症状があります。

治療終了から1年程度で、症状は改善されたりなくなることが多いですが、患者さんによっては長期間続くこともあります。

原因として、脳の代謝や血流の変化が関係していることが最近わかってきました。対策と予防にはストレス解消が大切ですが、まず主治医に症状を詳しく伝えることが大事です。

Column 4 過敏症（アレルギー反応）について

分子標的薬《ぶんしひょうてきやく》の過敏症は、他の抗がん剤と区別されている

過敏症（アレルギー反応）は、体の免疫システムが過剰に反応することで、様々な症状（発疹、頻脈《ひんみゃく》、呼吸困難、蕁《じん》麻疹《ましん》、発熱、嘔吐など）を引き起こします。

重症の場合は、急激な血圧低下によりアナフィラキシーショックを起こすこともあります。どの抗がん剤にも過敏症のリスクが伴います。

トラスツズマブなどの分子標的薬による過敏症は、インフュージョン・リアクション（infusion reaction）と呼ばれています。症状は過敏症に似ていますが、薬により特有の症状を呈するため、一般的な抗がん剤の副作用とは区別されています。

Chapter3

治療中の生活
セルフケア

日常生活［睡眠・生活リズム］

よく眠り、生活リズムを整える

十分な睡眠で体調を維持しよう

朝日がのぼり、周辺が明るくなると目が覚め、昼間は活発に活動し、日が暮れて暗くなると疲れとともに眠くなる。昼行性動《ちゅうこうせい》物である人間にとって、生物本来の生活リズムは、健康の大切な土台です。

十分な睡眠をとり体調を整えることは、がん治療を受けている患者さんにはとりわけ大切なこと。睡眠不足が続けば疲労が残り、抗がん剤治療の日に寝不足で体調が悪ければ、薬の副作用が出やすくなる恐れもあります。

がん治療を順調に進めるためにも、規則正しい生活リズムを身につけて、体調維持を心がけましょう。

起床・食事・就寝のリズムを整えよう

しっかり睡眠をとるためにまず大切なことは、起床・就寝の時間を規則正しくすること。朝気持ちよく目覚めるためには、十分な睡眠が必要です。就寝時間を決めて、睡眠時間を確保しましょう。そして夜に心地よい眠りにつくためには、昼間の生活の質と心身のリラックスが大切になります。

朝・昼・晩と決まった時間に3度の食事を摂ることは、栄養面で重要なことはもちろん、生活リズムを整えるためにも大切です。

朝食には、体を目覚めさせる役割があります。朝日を浴びて起床し朝食を食べることで、1日をスタートさせるスイッチが体に入ります。12時頃の昼食は、午後に活動するための元気と集中力をもたらします。夕食は就寝の3時間前に摂ることで、十分に消化して安らかに眠れます。

このように食事時間のリズムを作ることが、体全体のバランスを整える自律神経《じりつしんけい》や内分泌《ないぶんぴつ》（ホルモン）にも良い影響をもたらします。

眠れない場合は必ず相談を

不眠が悩みの方も多いでしょう。抗がん剤治療中は、体力を低下させないためにも十分な睡眠が大切です。どうしても眠れない場合は医師に相談して、抗がん剤と併用できる睡眠薬を処方してもらいましょう。

市販の睡眠薬や、過去に処方してもらい残っている睡眠薬を自己判断で使うのはNGです。治療内容や病状によっては作用が強まってしまう場合もあるので、医師に相談しましょう。

▼しっかり睡眠をとるには

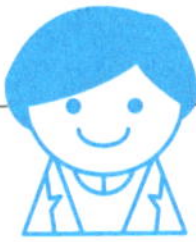

- 生活リズムを整える
- 無理のない運動を心がける
- 睡眠時の環境を整える
- リラックスできる工夫をする
- 睡眠薬は医師に相談

ゆっくりと、できる範囲で、焦らずに

気持ちを切り替えて今の自分を受け入れよう

体力低下や副作用の影響などにより、治療中の日常生活では様々な制約を受けることになります。

ところが、退院して外来治療を始めると、病気になる前の日常生活を基準に、行動してしまうものです。健康な時は普通にできていたことが思うようにできなくなっている現実に、落ち込んでしまうこともあるでしょう。

そんな時にまず必要なのは、気持ちを切り替えること。治療中の自分に起きている体や体調の変化を受け入れて、今の自分に合った生活を無理なく送ることができるように心がけましょう。

決して無理せず気持ちを楽に持つ

部屋の掃除や食事の準備など、以前はなんでもなかったことが億劫《おっくう》に感じられたり、できなくなることがあります。

そんな時は、決して無理をしないことが基本。食事を作るのが負担なときは、コンビニのお弁当やレトルト食品、宅配などを利用しましょう。掃除や洗濯も、元気な時のように完璧にやろうとは思わず、できる範囲にとどめましょう。

家族や知人に手伝ってもらったり、ヘルパーを依頼してもよいでしょう。とにかく「今はできなくてもしょうがない」と割り切って、気持ちを楽に持つことです。

外出や運動は無理のない範囲で

散歩などの外出は、気分転換や生活のリズムを作るうえで効果的です。治療中はどうしても運動不足になりがちで、筋力も低下してしまいます。適度な運動は筋力の回復にもつながります。

外出や運動は無理のない範囲で行います。特に入院や治療直後は、薬の副作用で免疫力が低下しやすい状態。外出時は人混みを避けるなど注意が必要なので、治療の状況により主治医とよく相談しましょう。

旅行なども、無理のないスケジュールであればかまいません。十分に休息をとりながら、もしもの時のために誰かに同行してもらうと安心です。

職場への復帰に焦りは禁物

退院後の復職を考える際、焦りは禁物です。病気をする前とは体の状態が違っており、以前と同じ状態に戻るまでにはそれなりの時間がかかります。

体調が十分でないまま復職すれば、心身ともに大きな負担がかかり、治療の効果にも影響が出かねません。主治医とじっくり相談し、少しずつ体を慣らしながら準備していきましょう。

治療と仕事を両立させるには、職場の理解が不可欠です。治療を始める時期から職場には事情を説明し、理解を得ておきましょう。勤務時間や仕事量を相談して無理をしないことが、仕事を続ける秘訣です。

日常生活[心のケア]

気持ちが沈んでしまう時は

落ち込んでしまっても無理をしない

がんという病から受ける精神的苦痛はとても大きなもので、不安やストレスに対する心のケアは非常に大切です。

何もやる気が起こらず、家にいてもほとんど寝てすごしてしまう…。そんな経験のある患者さんは多いものです。しかし、それも仕方のないこと。治療による副作用で身体機能が低下すれば、体を動かすのも億劫《おっくう》になり、体の痛みなどで気持ちも沈みがちになります。

そんな時は、何も考えずに寝てしまうのも一つの手。「あれをやらなきゃ、これもやらなきゃ」という気持ちはひとまず抑えて、ぐっすり眠って休むことも大切なケアの一つです。

悩みを共有できる仲間に会う

がんであることに不安を感じ、悲しい気持ちになるのは、当たり前の感情です。がん患者さんの誰もが、それぞれの不安と闘っています。似かよった体験をした患者さん同士だからこそ、分かり合えることがたくさんあるはずです。

外出が苦にならない場合は、がん治療体験者の集まりである患者会や、がん患者さんが集まるイベントやサポートサービスなどがあれば、積極的に参加してみましょう。外出するだけで気持ちが晴れたり、人と接することが良い刺激となり、きっと得るものは多いはずです。(→P・52)。同じ悩みを持つ仲間と会って会話をかわすことで、気持ちも軽くなるでしょう。

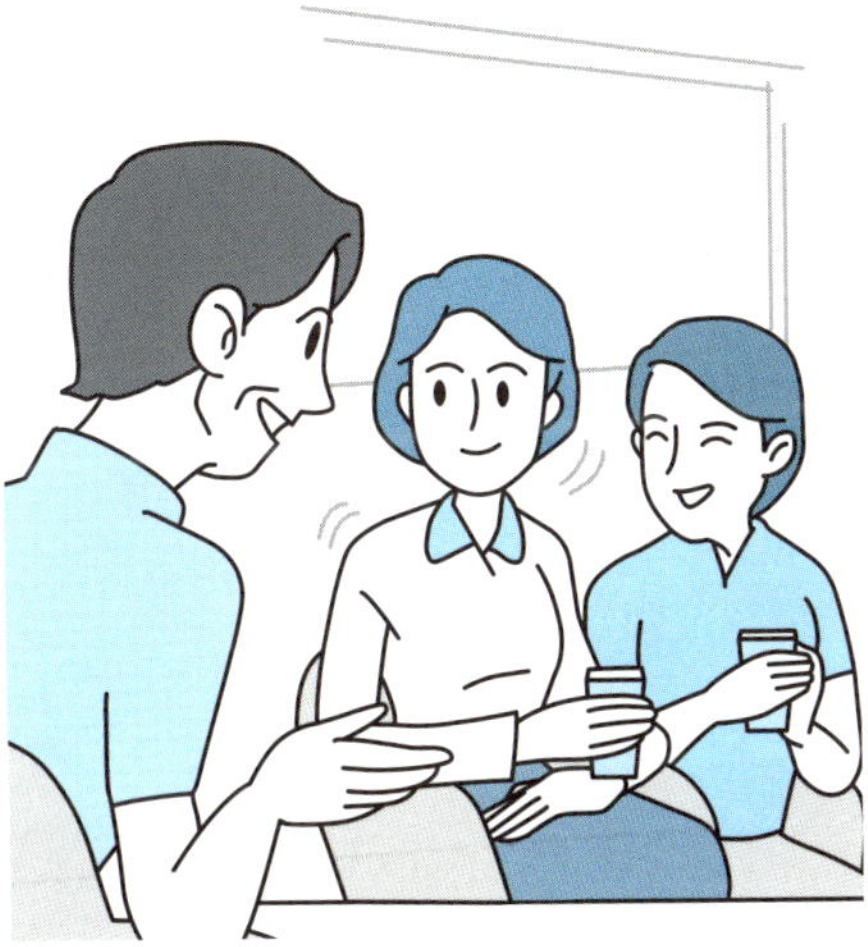

医療スタッフにも相談しよう

がん治療への不安や精神的ストレスを解消するためには、医師や看護師に相談することも大切です。今の治療の段階と、今後どのように回復していくかの見通しを常に把握しておけば、思い込みによる余計な心配が減り、心の安定につながります。

また、患者さんによっては、治療をスムーズに進めるために、抗不安薬や抗うつ薬を処方したほうが良い場合もあります。診察時には、体の状態だけでなく心の状態もしっかり伝えましょう。

近年のがん医療においては、心のケアがますます重視されています。精神腫瘍科が設置された病院では、心のケアを専門とする医師、看護師、心理療法士、医療ソーシャルワーカーなどのスタッフが揃っています。必要に応じて活用してみるとよいでしょう。

◀日常生活［口腔《こうくう》ケア］▶

口の中を清潔にしよう

口腔ケアが生活の質を左右する

抗がん剤治療中に意外と大切なのは、口の中のケア（口腔ケア）です。口の中は、抗がん剤の副作用で口腔粘膜炎、口腔乾燥、味覚障害などが起こりやすく、半数近くの患者さんが経験します。

口腔粘膜炎が悪化すれば、痛みで食事に支障をきたしたり、会話がうまくできなくなるなどの障害が起こります。ＱｏＬ（生活の質）が低下し、食欲減退で栄養状態が悪化すれば治療にも影響が出てしまいます。

抗がん剤治療を受ける前は、余裕があれば歯科医に一度診察してもらい、悪いところは治療を済ませておくのが理想的です。

日常的な口腔ケアを心がけよう

抗がん剤治療開始後も、日常的な口腔ケアが大切です。

Care 1

毎日口の中をチェック

- □ 舌や頬の粘膜に痛み・腫れはないか？
- □ 歯や歯ぐきに痛み・腫れはないか？
- □ 口の中が渇いていないか？
- □ 白や赤に変色した部分はないか？
- □ 水泡ができた部分はないか？
- □ 唇が荒れていないか？
- □ 唇の角が切れていないか？
- □ 味覚に変化はないか？（特に苦味）
- □ 熱さや辛さに敏感になっていないか？

Care 2

口の中の清潔を保つ

歯みがき

歯みがきは、口の中の細菌を減らすだけではなく、唾液分泌や味覚の改善も促してくれます。

【歯ブラシ・歯みがき剤の選び方】

□ヘッドは小さめのものを。
□毛はナイロン製でやわらかめ。
□痛みで口をあけづらい場合は、部分みがき用ブラシを使ってみる。
□低刺激の歯みがき剤を選ぶ。

【歯のみがき方】

□毎食後、就寝前の1日4回。
□食事をしていない場合は1日1回。
□歯科医の指導による正しいブラッシング方法（バス法・スクラビング法など）で歯をみがく。

正しいブラッシング方法

バス法

❶歯ブラシを歯と歯肉の境目に45度の角度で当てる。

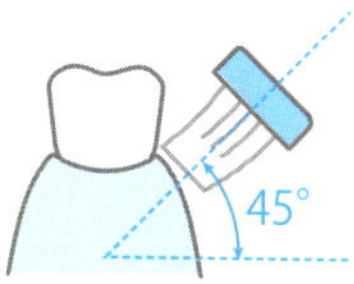

❷左右に細かく振動させながら、丁寧にみがく。

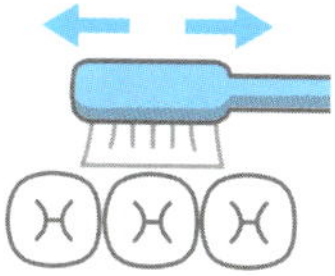

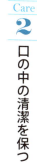

スクラビング法

❶歯ブラシを歯に直角に当てる。

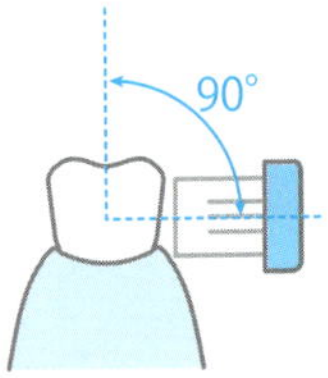

❷左右に細かく振動させながら、丁寧にみがく。

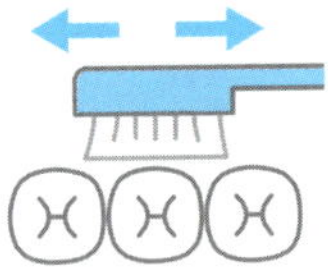

うがい

うがいは口の中の細菌を減らし、風邪の予防にもなります。食後や帰宅時にはうがいをする習慣をつけましょう。

【うがいのし方】

□水かぬるま湯をコップに入れる。

□医師の指導があれば、うがい薬を適量加える。

□最初は口を閉じたまま「モグモグうがい」を行い、口の中の食べかすなどを取り除く。

□顔を上に向け「ガラガラうがい」を15秒程度行う。

□口の中の湿り気を保つためにも、1日数回うがいを行う。

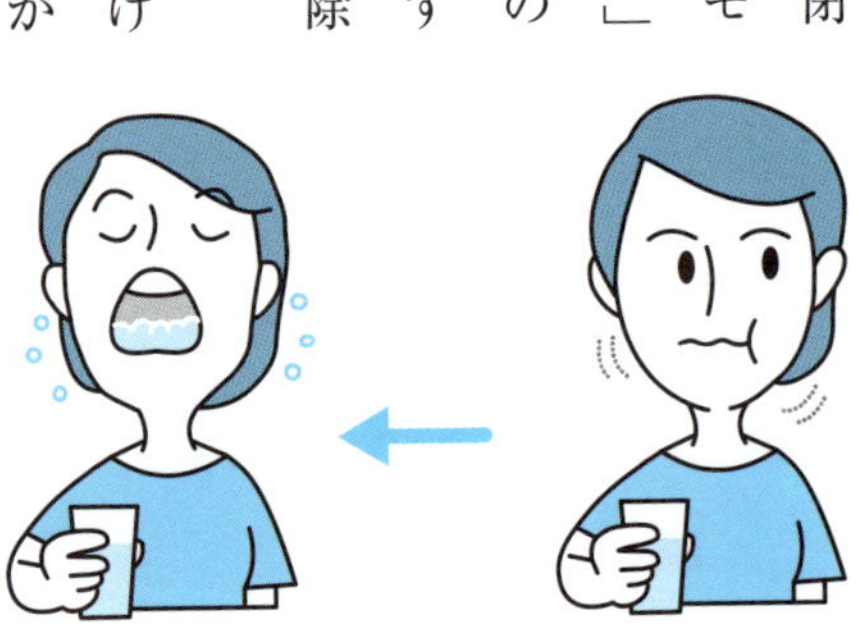

舌ブラッシング

舌の表面には、細菌や食べかす、粘膜の

◀日常生活［口腔ケア］▶

口の中を清潔にしよう

かすなどが付着しています。これらが白い苔状になったものが舌苔《ぜったい》です。舌苔が多すぎると味覚にまで影響し、口臭の原因にもなります。

舌苔を取り除くためには、歯みがき時に歯ブラシで舌を2～3回ブラッシングします。舌ブラッシング専用の舌ブラシも市販されています。

義歯《ぎし》（入れ歯）の手入れ

口に合っていない義歯は、口内の炎症や傷を作る原因となります。抗がん剤治療の前には、歯科医や口腔科医に義歯の噛み合わせをチェックしてもらうのが理想です。

義歯をしたまま歯みがきやうがいを行うと、義歯と粘膜の間に食べかすが残ってしまい、虫歯や口腔粘膜の原因となることがあります。

歯みがきやうがいは、義歯を外した状態で行います。

義歯の掃除のし方

❶ 目に見える汚れは義歯専用ブラシでしっかり洗う。

❷ 目に見えない汚れをとるために、洗浄剤で除菌する。

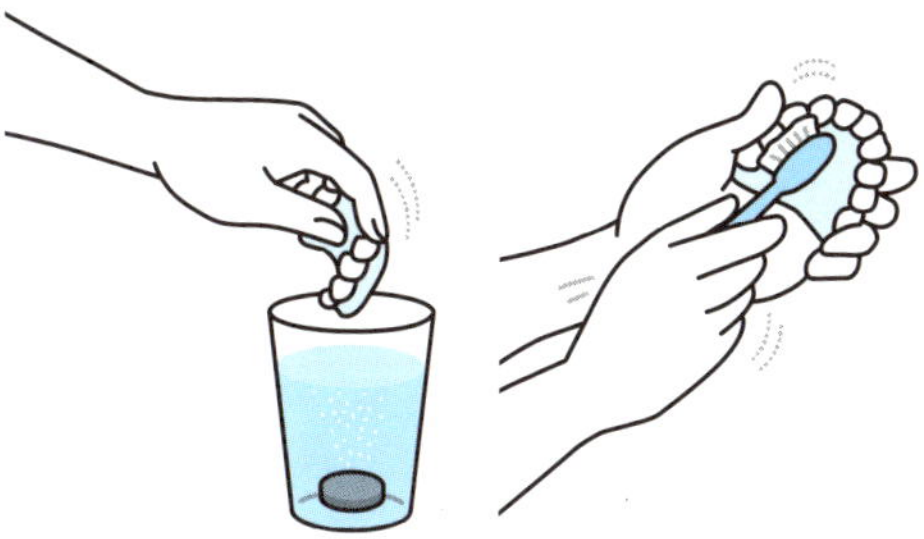

日常生活［感染予防］

日頃の心がけが感染を防ぐ

体はできるだけ清潔にしておこう

日常生活では、感染予防の観点から気をつけなくてはならないことが、たくさんあります。とりわけ大切なのは、粘膜や傷口から細菌などが侵入しないように体をできるだけ清潔にしておくことです。

手洗い

帰宅時、庭仕事のあと、ペットなどの動物に触れた後、トイレ、食事の前には必ず手を洗う習慣を身につけましょう。

外出時や、庭で土をいじったり、ペットとの接触の際は、あらかじめ手袋をしておくと安心です。

歯みがき・うがい

P・104「口腔《こうくう》ケア」参照。

入浴・シャワー

入浴やシャワーで体全体の清潔を心がけましょう。

入浴では、湯船につかる時間が長いと心臓に負担がかかります。湯の温度は36～38度程度のぬるめに設定し、短時間（10分程度）が良いでしょう。心臓に負担がかかりにくい半身浴もお勧めです。

体調がすぐれない時は、シャワーだけで済ませてしまってもかまいません。髪を洗うだけでも気分が爽快になります。体調に合わせて入浴しましょう。

陰部の洗浄

陰部は皮膚と粘膜の接触面が多いため、汚れやすい部位です。入浴の際はきれいに洗い、体調不良などで入浴やシャワーができない時も、部分的に洗浄して清潔を保ちます。

トイレはなるべくシャワートイレを利用し、陰部や肛門の清潔を心がけましょう。

風邪・口の乾燥の予防

風邪予防のため、外出時はマスクをつけるよう心がけましょう。帰宅後も必ず手洗いとうがいを行います。

家族が風邪をひくと、患者さんに感染するリスクが高まります。普段から手洗いやうがいの習慣をつけ、家族ぐるみで風邪予防を行うなど、理解と協力を求めましょう。

発熱している時は

38度以上の高熱の際は、入浴を控えましょう。微熱でも入浴したい時は、体調を考慮してシャワー程度に。心配な時は医師に相談してください。

けが、傷に注意

爪を短く清潔にする、髭そりは電気シェーバーを使う、刃物を使う場合は手袋をしたり、長袖で肌を隠すなど、皮膚をなるべく傷つけないように注意しましょう。

骨髄抑制が激しい時期

治療により免疫力の低下が激しい時期は、医師の指示に従い、食事で生もの（刺身、生肉、生野菜など）を避けるなどの対処が必要になります。

治療中の食事のキホン

栄養バランスのとれた食事が基本

がん治療中の食事について、伝えたいことはたくさんありますが、基本はとてもシンプルです。

最も大切なことは、1日3食規則的に、できるだけ栄養バランスがとれるようなメニューを心がけること。つまり、主食（米飯、麺類、パンなど）・主菜（魚、肉、豆類など）・副菜（野菜、海草、果物など）といった、普通に健康的な食生活を心がければ、基本的にはOKです。

次に、患者さん個別の問題があります。がんの症状や、治療による副作用などが原因で、味覚障害、食欲不振などの障害が起こります。

これらの障害は、治療の過程で予測がつくものなので、患者さんの体の変化や体調に合わせた対策をとっていきます。

以上をまとめると、普段は普通に栄養バランスのとれた食事をし、治療に合わせて医師のアドバイスにより副作用などの対策を立てればよいということになります。

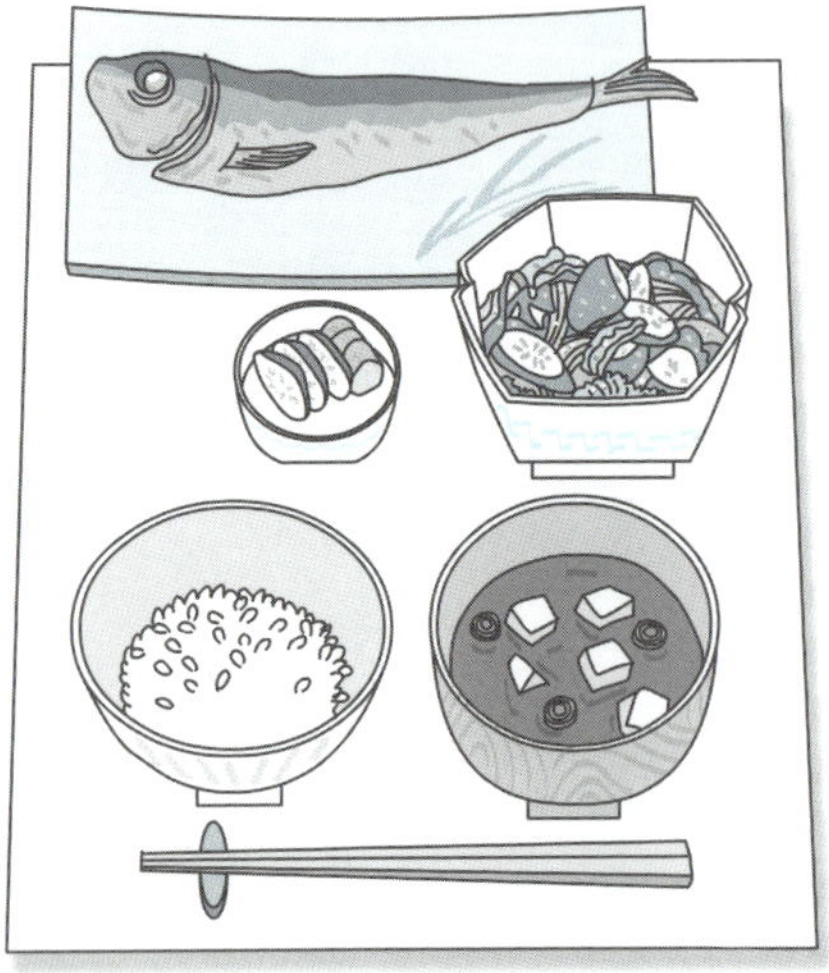

極端な食事制限による弊害に注意

　治療中に食べてはいけない食品は、基本的にはありません。ただし、化学療法で使う薬剤と相性が悪い食品や、極端な副作用が出ている時期に避けたい食品は、医師の指示により制限します。それ以外は、好きなものを食べてかまいません。

　様々な食事療法を試してみたいという患者さんもいます。食事の趣向や考え方を押しつけることはできませんが、極端な食事制限を行ったり、一定の食品を過剰摂取することは避けたほうがよいでしょう。

　例えば、脂質を制限してひどい便秘になってしまった患者さんが、肉類も食べるようにしただけで治ってしまう例もあります。偏りなく様々な食品を摂りましょう。

食事をしっかり摂って体力をやしなう

　がん治療において、食生活は非常に大切な要素です。毎日の食事は、がんとその治療によってダメージを受けた細胞を修復し、体の調子を復活させるための基礎となります。しかし、食事だけでがんを治せるかといえば、それは無理な話です。食事の役割は、治療をうまく進めるための体力をやしなうことと言えるでしょう。

　サプリメントなどの栄養補助食品についても同じです。栄養補助としては有効ですが、がんの特効薬となるほどの期待は持てません。なお、サプリメントによっては抗

治療中の食事のキホン

がん剤との飲み合わせが悪い場合もあります。サプリメントを摂りたい時は、必ず医師に相談してください。

食べられなくても無理はしない

ひどい吐き気などで、どうしても食べられない時期があります。そんな時期には、無理に食べなくてもかまいません。

原因が治療によるものであれば、食べられない期間の予測がつくもの。食べられない期間が長期に及ばなければ、それほど心配しなくてよいでしょう。フルーツやゼリーなど食べられるものだけで済ませてもよいし、何も食べられない場合は、点滴で栄養を摂ることもできます。

人は病気になると、食欲がなくなることに恐怖感を持ちやすいもの。しかし、治療による食欲不振は、一定の期間で治まります。その期間には個人差もありますが、「食欲がある時期にたくさん食べて、食べられない時はしばし我慢…」くらいの心持ちで、あまり深刻に捉えないことが大切です。

家族の方が、食欲がないことを心配して、無理にでも食べるように働きかけてくれることもあるでしょう。お互いの気持ちの負担を減らすために、家族も一緒に治療のスケジュールや副作用の出る時期についての説明を受けてもらうと安心です。

◀治療中の食生活▶

オーラルケアが大事な理由

舌苔《ぜったい》が原因で味覚障害が起こることも

がん治療中に体の免疫力が落ちると、口の中の菌のバランスが崩れやすくなります。このバランスが崩れることによって、舌の上に舌苔がたくさんついたり、口内が渇きやすくなったりします。このような変化で味覚障害が起こることは意外と多いものです。

舌の表面には、ざらざらとした部分が無数にありますが、これは味蕾《みらい》と呼ばれる味を感じる器官です。体内の亜鉛が不足したり、舌苔が味蕾を覆ってしまったり、乾燥や栄養不足で味蕾が萎縮してしまうと味覚に変化が起こります。

歯みがき時に舌苔もケアしよう

治療中は、体調不良などから口の中のケアがついおろそかになってしまいます。毎日歯をみがき、舌に付着した舌苔をとるといったオーラルケア（口内のケア）だけで、味覚障害が改善するケースはけっこう多いものです。

歯はいつもみがくけど、舌苔はそのままという人は多いのではないでしょうか。舌苔のケアは、歯みがきのついでに舌の白くなっている部分を2～3回軽くなでるようにブラッシングするだけでOKです。また、舌をきれいにするタブレットなどを利用してもいいでしょう。

治療中の食生活

食事を食べやすくする

がん治療中は、痛みや薬の副作用などで食欲不振に陥ったり、食事がうまく摂れないことが多くなります。そんな時の食事の工夫を症状別にまとめました。

治療中の食事のキホン

消化のよい食品を選ぶ

お粥《かゆ》ややわらかいうどんなどの炭水化物を中心に。おかずも煮込んでやわらかくしたものを。刺激の多い食品は避ける。

食べやすい食品を選ぶ

食欲不振の時期は、果物、香りのいい食品、酸味のある食品など自分の好みを優先して、食べられるものを食べる。

口の中を湿らせ清潔に

食事前にはうがいをして、口の中を清潔に湿った状態にする。食後もうがいと歯みがきをする。

少しずつよく噛んで食べる

少しずつ数回に分け、よく噛んで食べる。腹八分目を心がける。

においに配慮する

食事のにおいが気になる時は、なるべく冷めたものを食べる。

食事の場所を変えてみる

庭やベランダなど、いつもと違った場所で食べると、気分が変わって食欲が刺激されることがある。

注意!

食事に関するアドバイスは、食事制限のない患者さんを想定したものです。骨髄抑制で免疫力が低下したために食事制限がある場合など、治療の状況によっては本書のアドバイスが適切でない場合もあります。まず主治医の指示を最優先してから本書をお役立てください。

水分補給もこまめに

水分不足で口の中が乾き、食欲不振になることがある。こまめに水分補給する。

無理に食べない

時期が来れば食べられるようになるので、食べられない時は無理をしない。

症状・状態別の対処法

食欲不振・体重減

・食べられるものから食べる。
・食べられそうなものを常時用意しておく。
・消化がよく、栄養価の高い食品を選ぶ。
・間食（おやつ）を上手に摂る。クッキーやプリンなど、好みの食品を常備しておくとよい。

吐き気・嘔吐

・少量ずつ、気分がよい時に食べる。
・冷たいもの、あっさりしたもの、口当たりがよく飲み込みやすい食品を選ぶ。
・においが気になる料理は冷ましてから食べる。
・治療後は食べられなくなることがあるので、治療前に少量食事をしておく。
・水分やミネラルをこまめに補給する。
・吐いたら、冷たい番茶などでうがいをするとよい。

味覚の変化

・口内を清潔に。食事前にはうがいをする。
・亜鉛（牡蠣《かき》、魚肉類など）の多い食品を積極的に食べる。
・間食時に飴をなめるなど、唾液の分泌を

促す工夫をする。
・塩やしょう油味などが苦かったり、金属味を感じる場合は、塩分を控える。だしをしっかり利かせた味つけもよい。
・なんでも甘く感じる場合、砂糖やみりんの使用を控える。塩やしょう油の味つけを濃くする。酢やレモンなどで酸味を加える。
・味を感じない場合は、味つけを濃くし、酸味や香辛料で味にアクセントをつけてみる。

口内炎・口内の乾燥

・うがいや歯みがきで口内をいつも清潔にする。
・汁物、スープ、飲み物を食事に沿える。
・味つけは、だしを利かせて薄味に。

・やわらかく、水分の多い料理を心がける。
・とろみをつけたり、あんかけにしたり調理法を工夫すると、炎症部分の傷みを防げる。
・酸味の強い果物はなるべく避け、食べる時はおろしたり煮たりの工夫を。
・熱い料理は避け、冷ましてから食べる。

便秘

・水分を多めに摂る。
・野菜、果物など食物繊維を多めに摂る。
・ヨーグルトなど乳酸菌を含む食品を摂る。
・高脂肪の食品は控える。
・食事の時間を規則正しくする。
・消化のよい食品を選ぶ。
・食事は少量ずつ、回数を増やす。
・高脂肪の食品や、甘味の強い食品は控え

◀治療中の食生活▶

食事を食べやすくする

・水分は制限せずに、むしろ補う。
・体を冷やす食品の飲食は避ける。

噛めない・飲み込めない

・やわらかい食品を選び、噛みにくい食品（硬い肉、繊維の多い野菜など）を避ける。
・食品を小さく刻み、水分を多めにやわらかく調理する。
・ゼラチン、片栗粉、寒天などでとろみをつけると、食べやすくむせにくくなる。
・少量ずつ食べ、食事回数を増やす。
・症状がひどい時は、ミキサーなどにかけた流動食にして、ストローで飲む。
・むせたり飲み込みにくい時は、自分が飲み込みやすい姿勢を工夫する。

胃の不快感

・消化のよい、やわらかい食品を選ぶ。
・熱いものは冷まし、辛味や酸味の刺激物を避ける。
・よく噛んでゆっくり少量ずつ食べる。
・良質のたんぱく質を積極的に摂る。
・食後30分は横にならず、座って休む。

腹部の膨満感

・脂肪の多い食品を避ける。
・芋類や豆類などガスの出やすい食品を控える。
・たんぱく質の豊富な食品を摂る。
・少しずつよく噛んでしっかり消化する。

◀治療中の食生活▶

体の状態に合わせて食べる

食べられない時・食べられる時の切り替えを

がん治療中の患者さんは、味覚の変化などにより味の濃い食品を好む傾向がありま す。それに伴い、カップ麺などのインスタント食品のように味がはっきりしたものを、おいしく感じるようになりがちです

このような食嗜好の変化は、治療中の一時的なこと。そう考えて、食べたいものを食べましょう。多少の偏食になっても、「食べられるものを食べることが大切」と割り切りましょう。

食べられないのとは逆に、ステロイド治療などが原因で、食欲が旺盛になることもあります。そんな場合は、過食や偏食が治療の障害になることもあります。

大切なのは、自分の状態をしっかり把握して、食事のバランスを考えること。食べられない時・食べられる時の切り替えができることが理想です。

嗜好品《しこうひん》は常識範囲内で

お茶やアルコールなどの嗜好品は、常識的な範囲の摂取であれば問題ありません。

アルコールに関しては、抗がん剤治療の期間は控えます。治療が終わったら、適度な飲酒量（1日あたり、ビールなら中ビン1本、日本酒なら1合）を守りましょう。

煙草《たばこ》は、がんの再発や悪化の要因となります。禁煙を心がけましょう。

食事日記で食生活の自己管理

どんなものを、どれくらい食べたか？　しっかり食べられたか、残してしまったか？　などなど、簡単な食事日記を始めてみてはいかがでしょう？

毎日の食べたものと食べた分量を記録しておけば、あとから読み返して自己分析ができます。前回副作用が出た時は、どんな食事をしていたか、どうやって切り抜けたのか、などを振り返ることができたら、気持ち的にもかなり楽になるはずです。

食事日記をつけていれば、食事の様子から体の異変に気づくこともでき、すぐに医師に相談することもできます。自分の食生活のルールを作ることにも役立つし、日記を書き続けることで、薬の副作用に対する自己管理もできるようになるでしょう。

▼食事日記

年　月　日（　曜日）

	メニュー	材料	食べた量	コメント
朝食				
昼食				
おやつ				
夕食				

◀毎日のスキンケア▶

スキンケアを習慣にする

毎日のスキンケアが大切な理由

抗がん剤治療では、過敏症、手足症候群、色素沈着など様々な皮膚障害が起こります。皮膚障害は、できるだけ早期に発見し適切な処置を行うことで、悪化を防ぐことができます。また、日常的なスキンケアが予防につながります。

かゆみや湿疹、痛みなどの症状は毎日の生活の質を低下させてしまいます。治療中の生活を快適にするためにも、セルフケアは大切です。毎朝の歯みがきのように、簡単なスキンケアを日常的な習慣としてしまえば、あまり苦労することなく皮膚障害の予防ができます。

基本は清潔・保湿・保護

スキンケアの基本は、清潔・保湿・保護の3つです。まず大切なのは、皮膚を常に清潔に保つこと。皮膚にやさしい方法で洗浄することで、炎症や感染症などを予防します。

次に必要なのは保湿。皮膚は乾燥すると傷つきやすくなるので、適度な保湿が必要です。特に治療中は皮膚が乾燥しやすいので、手洗い後などには保湿剤が必要です。

最後に大切なのは、皮膚を傷つけないための保護。圧迫されたりぶつかったりの物理的な刺激や、薬剤や紫外線などの刺激から皮膚を保護します。

▼スキンケア3つのポイント

POINT 1
清潔
皮膚の清潔を保ち、
炎症や感染症から守る。

POINT 2
保湿
皮膚に潤いを与え、
バリア機能を補う。

POINT 3
保護
外部からの刺激を避け、
皮膚を守る。

◀毎日のスキンケア▶

肌にやさしい洗顔を

1 ぬるま湯で顔を濡らす

お湯が熱すぎると皮膚が乾燥するので、38度くらいのぬるま湯を使う。まず石けんで手を洗い、顔全体を濡らす。

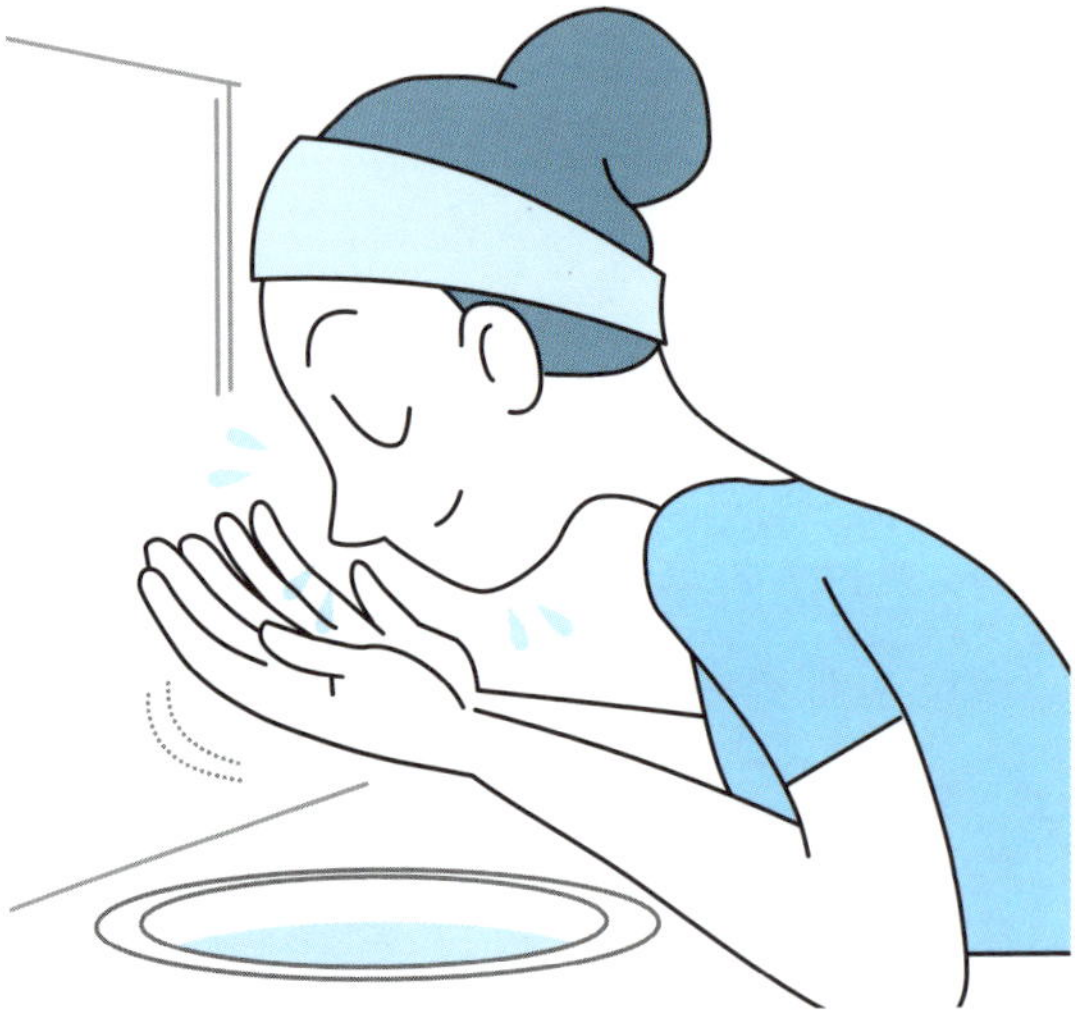

2 洗顔ソープを泡立てる

低刺激・弱酸性のソープを使う。泡立てネットなどで十分泡立てる。泡立つポンプ式の容器に入ったソープも便利。

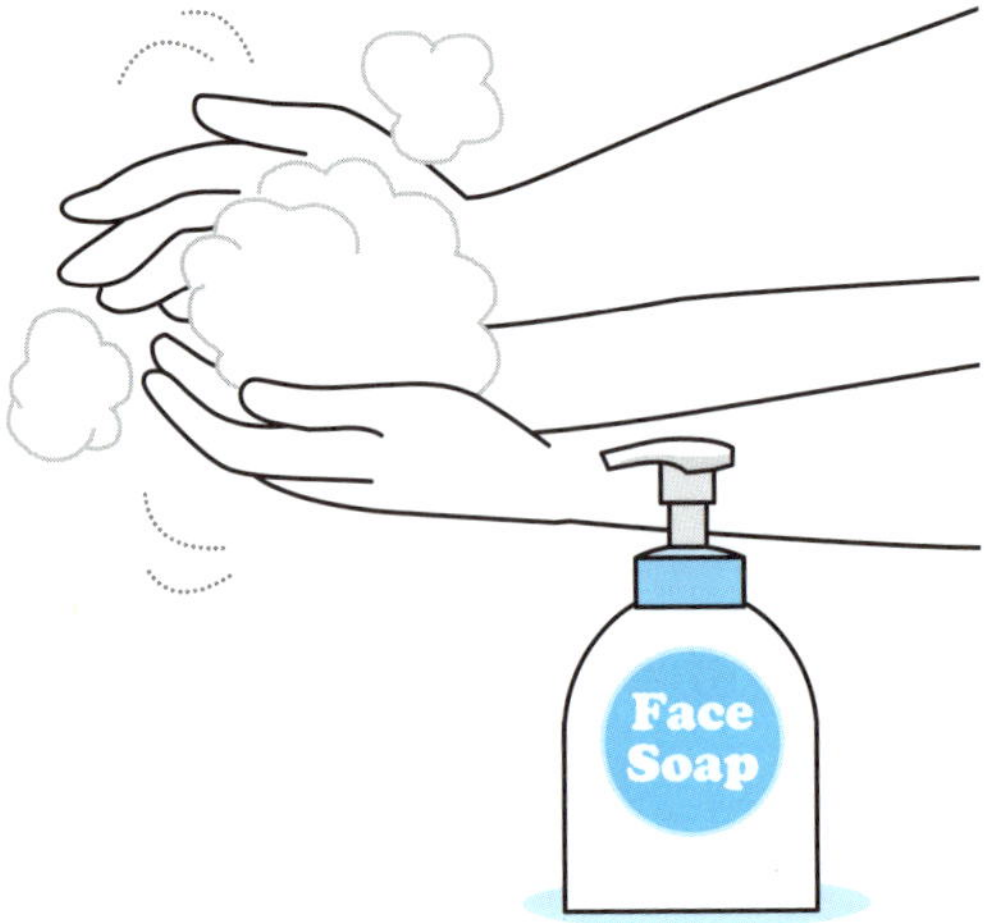

3 やさしく泡で汚れをとる

洗う時は、ごしごしこすらずに、たっぷりの泡を顔に乗せて転がす感覚で。泡でソフトに汚れを落とす。

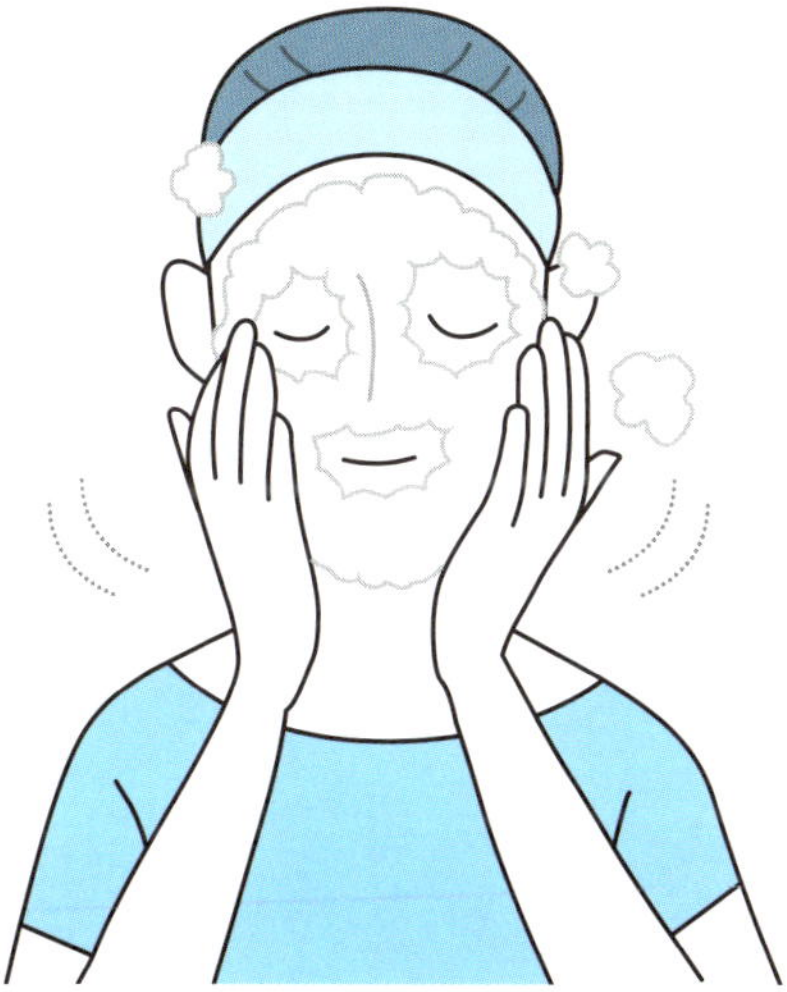

4 すすぎもやさしくソフトに

すすぎもソフトに、顔をこすらないように。泡を残さないように洗い流す。ふき取りは、タオルでやさしく押さえるように。

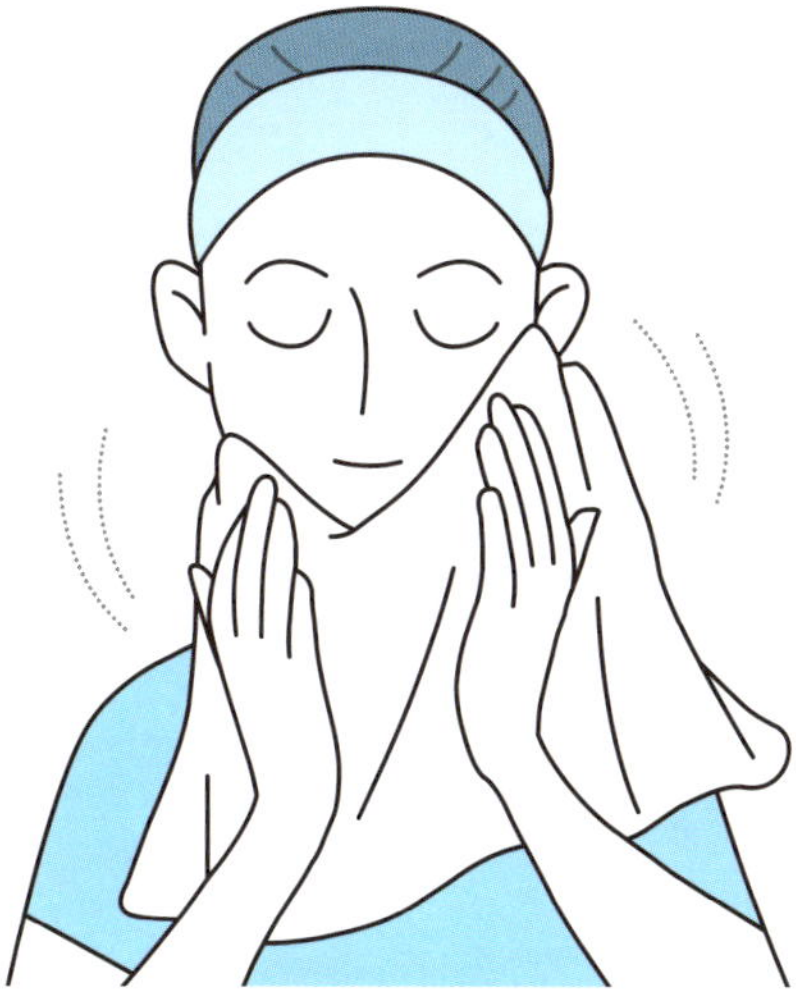

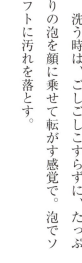

◀毎日のスキンケア▶

入浴で気分をリフレッシュ

髪を洗う

シャンプーやリンスは、低刺激・弱酸性のものを選びます。

・ぬるめのお湯（38度程度）で髪を濡らす。
・シャンプーを泡立ててから、髪にのせる（直接地肌につけない）。
・指の腹で頭皮をなでるように洗う。引っかくことがないように、爪はいつも短くしておく。
・リンスを使う場合は、地肌にはつけずに毛先のみに。
・シャンプーやリンスは、ぬるめのお湯で、しっかりと洗い流す。

体を洗う

石けんやボディソープは、低刺激・弱酸性のものを選びます。

・泡立てネットなどでソープをよく泡立てる。
・泡をやさしく転がすように体を洗う。手のひらや、皮膚に刺激の少ないやわらかなタオル、スポンジ、ガーゼなどを使って皮膚をこすらないように注意する。
・ぬるめのお湯（38度程度）で、しっかりと洗い流す。

★注意
ナイロン製タオルや軽石など、皮膚に刺激の強いものは使わないこと。

湯船につかる

・38度程度のぬるめのお湯につかる。
・長湯はしないようにする。
・シャワーもぬるめの温度(38度程度)とし、長時間の使用は避ける。
・心臓に負担を感じる場合は、半身浴にする。
・入浴剤を使う場合は、低刺激のものを選ぶ。保湿性が高く肌にやさしいものがよい。
・浴後は、清潔なやわらかいタオルで皮膚をこすらないように、やさしく水分をふき取る。
・浴後は乾燥しやすいので、手早く保湿剤でスキンケアを行う。
・感染予防の観点からは、一番風呂につかるのがよい。

・温泉に入りたい場合は、個別浴槽を利用するなどして感染症に注意する。

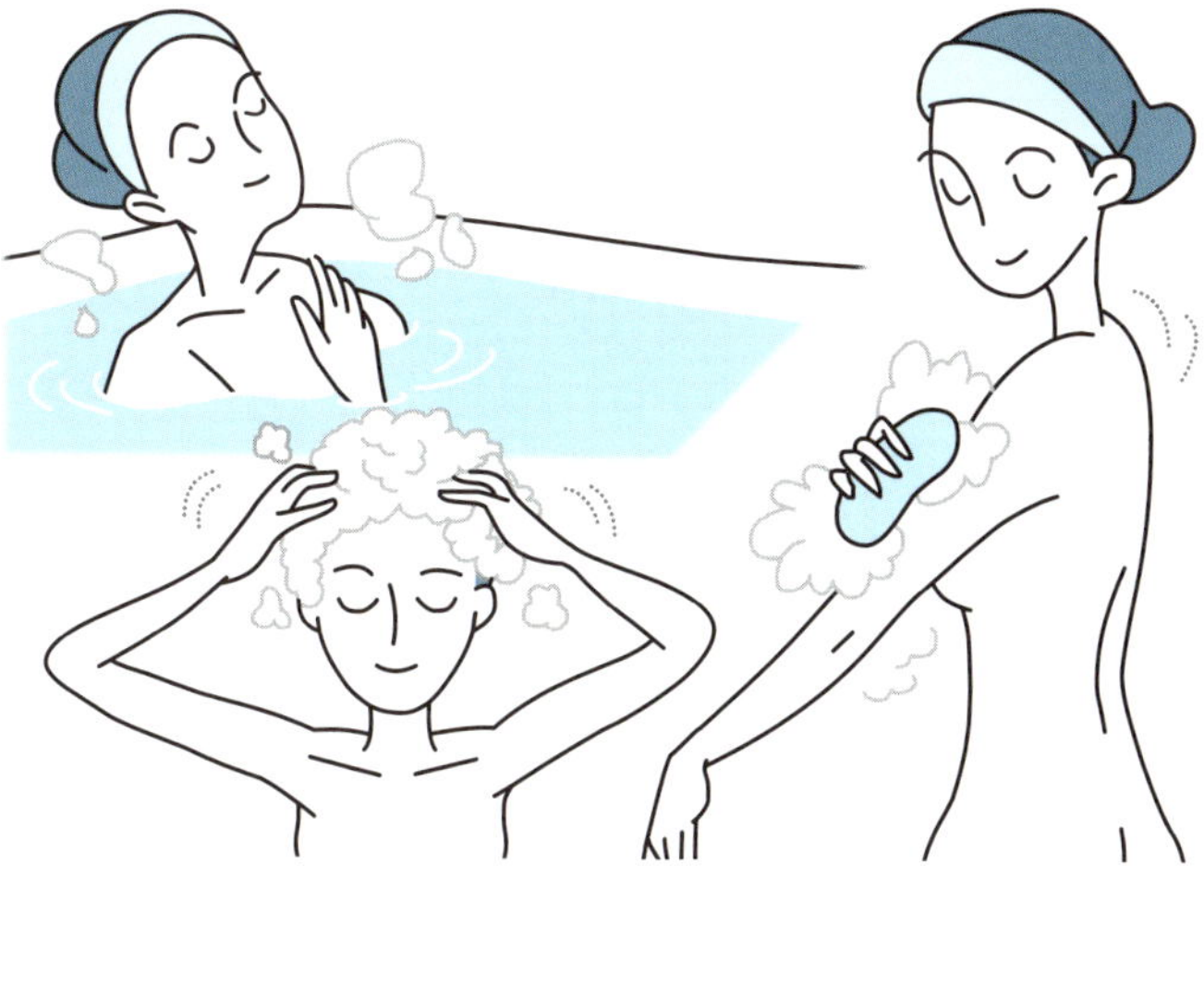

毎日のスキンケア

ひげ剃《そ》りも肌にやさしく

ひげを剃る

皮膚を傷つけやすいカミソリの使用は避け、なるべく刺激の少ない電気シェーバーを使いましょう。防水の電気シェーバーならば、シェービングフォームなども利用できます。

- 最初に蒸しタオルなどで、皮膚をやわらかくしておく。
- 防水の電気シェーバーの場合は、低刺激のシェービングフォームやジェルをぬる。
- シェーバーを皮膚に軽く押し当てる程度でひげを剃る。皮膚をこすらないように注意。
- ひげ剃り後は、低刺激の保湿剤などでスキンケア。

★注意

深剃りや逆剃りは、皮膚を傷つけるので行わないこと。

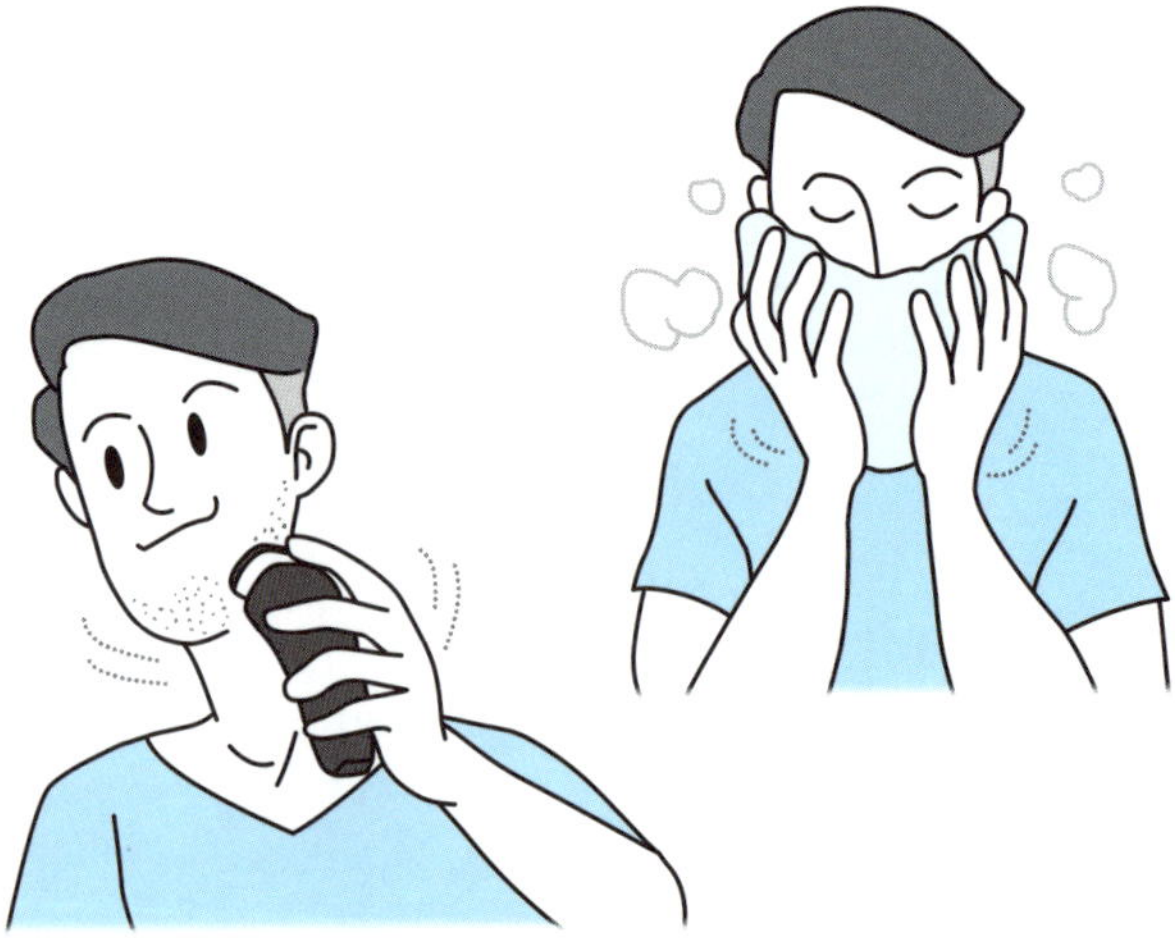

皮脂まで洗い流さないように注意しよう

皮膚が乾燥すると傷つきやすくなり、外部からの細菌、ウイルス、アレルゲンなどから皮膚を守るバリア機能も低下してしまいます。皮膚を乾燥から守るための保湿が、スキンケアでは重要です。

健常な皮膚は皮脂《ひし》に守られていますが、体を洗いすぎると皮脂がはがれてしまい、乾燥をまねきます。

皮膚の保湿の第一歩は、皮脂を洗い流さないこと。顔や体を洗う際にごしごしこすりすぎる、使うお湯が熱すぎる、湯船に長くつかりすぎる、などが原因で皮脂ははがれやすくなります。

保湿剤でのスキンケアを習慣に

洗顔後、手洗い後、入浴後には保湿剤でスキンケアを行います。入浴後は特に乾燥しやすいので、皮膚が湿っているうち（入浴後10～15分以内）に行います。

保湿剤には様々なタイプがありますが、アルコール分が入っていない低刺激のものを選びましょう。毎日使うものなので、ぬり心地がよく、ぬることでかゆみや赤みが出ない自分に合ったものを探してみましょう。

体の広い範囲に使う場合は、硬い軟膏よりもローションやクリームタイプの方がのびがよく、ぬりやすいでしょう。

紫外線から肌を守る

日焼けは太陽光によるやけど

太陽から降り注ぐ紫外線は、皮膚に様々な影響をもたらします。遺伝子に傷をつけて皮膚がんの原因となったり、シミやシワなど皮膚の老化要因でもあります。また、免疫抑制により感染症にかかりやすくなるという報告もあります。

皮膚を保護するためには、日常的な紫外線対策が大切です。小麦色の肌は魅力的ですが、日焼けは太陽光によるやけどと同じこと。夏の暑い時期も、外出時はなるべく肌を露出させない服装を心がけましょう。

紫外線をあまり意識していない男性も、しっかり対策を立てましょう。

紫外線対策

日焼け止めの選び方

・皮膚への刺激を考えて、SPF値20、UA++程度のもの。
・「ノンケミカル」「紫外線吸収剤不使用」などの表示がある低刺激のもの。

日焼け止めのぬり方

・日焼け止めは、保湿剤の上からぬる。処方の軟膏がある場合は、医師に相談する。
・外出が長時間に及ぶときは、2～3時間ごとにぬりなおす。

服装の工夫

・紫外線が特に強い時期は、帽子、日傘、手袋、スカーフ、長袖の衣類などで紫外線をさえぎる工夫をする。

爪のケアと切り方

治療中は、気づかないうちに爪に変形や亀裂が生じていることがあります。衣類や寝具に引っ掛かって爪が破損したり、爪で皮膚を傷つけたりしないように、日頃からケアしておきましょう。

・指先や爪にも保湿剤をしっかりぬる。
・爪を切るのは、入浴後など爪がやわらかくなっているときがよい。
・切る時は深爪に注意し、爪切りでは長めにカットし、後からヤスリで整える。
・足の爪は四角に切ってから、ヤスリで整える。
・爪の障害がひどい場合は、手袋やソックスなどを利用する。

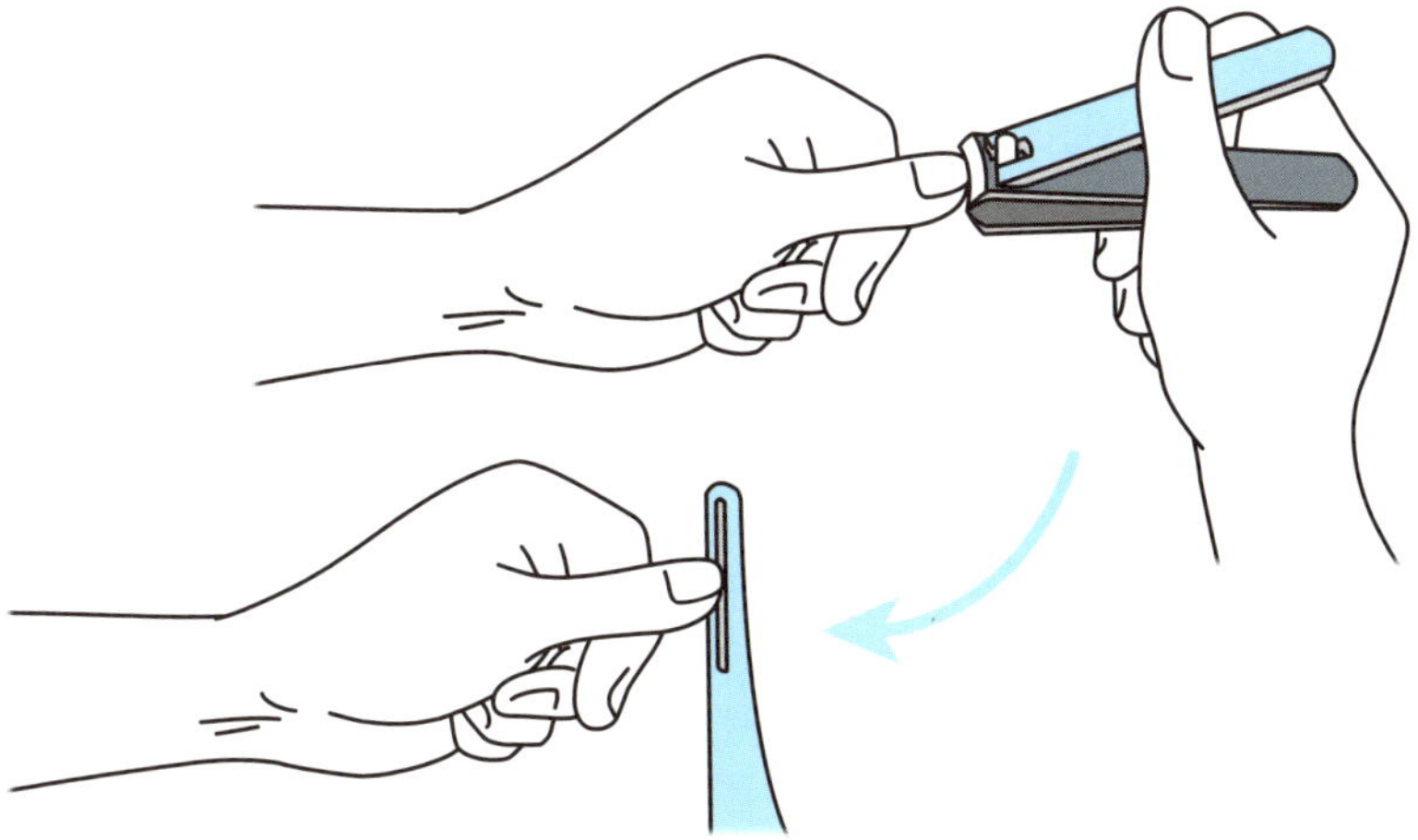

◀脱毛ケア▶

治療前から準備しよう

髪を短くカットしておこう

抗がん剤や放射線治療による脱毛は、容姿の変化が伴うことから、特に女性にとっては心理的なダメージが大きい副作用です。

副作用が起こる原因と症状が出る期間（→P・74）をしっかり把握した上で、できる限り自分らしい生活を送ることができるようにケアしていきましょう。

副作用による脱毛は、起こる時期を予測できるので、事前にケアの準備ができます。まず、長い髪が一気に抜けてしまうと心理的ショックも大きいので、短くカットしておくとよいでしょう。そのほうが抜けた髪の処理が楽になり、外見上も脱毛が目立ちにくくなるので、心理的な負担を軽減することができます。

治療前にゆとりを持って準備しておこう

脱毛をカモフラージュするためのグッズには様々なものがあります。ウイッグ（かつら）、つけ毛、帽子、バンダナ、スカーフ、つけまつ毛やアイライン用メイクの道具など。

これらのグッズの情報を集めたり、実際に試してみたりして、準備しておくとよいでしょう。治療前のほうが体調が安定しており、時間にも余裕があります。早めに準備しておくことが、気持ちの安定にもつながります。

しっかり洗髪して丁寧なヘアケアを

副作用による脱毛は、髪が一気に大量に抜けるため、精神的なショックが大きいものです。そんな時は毛が抜けるのが気になって、洗髪もためらいがちになってしまいます。

しかし、頭皮が不潔な状態になると、毛穴が詰まって皮膚の新陳代謝が阻害されたり、皮膚に炎症が起きたりして、状態はさらに悪化するばかりです。

脱毛している時期は、ウイッグ（かつら）や帽子をかぶる機会が多く、頭皮もむれやすい状態です。むしろ、いつもより丁寧なヘアケアを心がけましょう。

洗髪時の注意点

- ぬるめのお湯（38度程度）で洗う。
- 低刺激で弱酸性のシャンプーを選ぶ。
- シャンプーは地肌に直接つけずに、先に泡立てたものを髪にのせる。
- 指の腹を使い、爪を立てずになでるように洗う。
- リンスなどを使う場合は、毛先に少量つける。
- シャンプーやリンスが地肌に残らないよう、しっかり洗い流す。
- 洗髪後はタオルをやさしく当ててふき取る。ドライヤーはなるべく控え、使う際は「冷風」などにする。

脱毛ケア

自分に合ったウイッグを選ぶ

使用期間や使い方を検討しよう

毛が伸びる速度は1カ月に約1センチ程度。そう考えると、抗がん剤治療終了後に髪の毛の長さが元に戻るには、最低でも半年ほどかかります。治療期間も含めると、ウイッグ（かつら）の使用期間は1～2年にわたる人が多いと言えるでしょう。

ウイッグが必要な期間には個人差があり、脱毛の状態も人それぞれ。ウイッグにもさまざまな種類があります。自分がどれくらいの期間ウイッグが必要で、どのように使うかをよく考え、販売店にも相談してみましょう。使い方やメンテナンスについて、しっかり説明してくれる販売店なら安心です。

製造法の違いと特徴

ウイッグの価格は、作り方と毛質などの品質によって、数千円から数十万円までの幅があります。

既製品は比較的安価で、すでに出来上がった製品から気に入ったスタイルやカラーのものを選び購入します。サイズ調整はできるものとできないものがあります。

オーダーメイドの製品には、ある程度出来上がったものを希望のサイズやスタイルに調整するセミオーダー品と、すべて個人に合わせて作られるフルオーダー品があります。価格はフルオーダーが最も高価ですが、オーダーの自由度が高く、フィット感などの満足度も高くなります。高価なウイッグは仕上がりに数カ月かかることもあるので、納品時期を確認しましょう。

毛質の違いと特徴

ウイッグの毛には、人工毛（合成繊維）、混合毛（人工毛と人毛の混合）、人毛があります。人工毛が含まれていると後から、パーマーやカラーなど変更はできず、人毛が増えるほど高級になります。人毛は自然な質感を楽しめますが、色あせや枝毛が生じるのが欠点です。

　購入時に注意したいのが、サイズの調整です。毛がある時とない時では、1～2センチほどサイズが変わってしまうので、治療前に購入する際は気をつけましょう。

▼ウイッグの種類

製造法の違い	価格	毛質の違い
既製品	低	人工毛
セミオーダー品	↕	混合毛
フルオーダー品	高	人毛

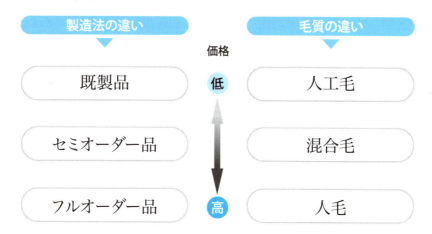

脱毛ケア

帽子やスカーフも楽しく活用

自宅でくつろぐ時の様々な工夫

自宅では、蒸れやすいウイッグ（かつら）ははずしてくつろぎたいもの。そんな時間帯は、スカーフやバンダナ、毛つき帽子、コットンキャップなどを利用すると、髪の毛が床に落ちにくくなります。

就寝時は、やわらかい素材のナイトキャップをかぶると、寝具に髪の毛がつきにくくなります。

ウイッグ用のネットを装着してから、スカーフやバンダナを巻くと、フィット感が高まりずれにくくなります。ネットは、汗の吸収を高めたり、ウイッグの分け目を隠したり様々なタイプがあるので、使い分けるとよいでしょう。

ウイッグなしでも外出する工夫

外出時にも、帽子やスカーフ、バンダナで脱毛をカバーすることができます。脱毛が少なければ、つけ毛と組み合わせることで、様々なバリエーションが楽しめます。

帽子は、深くかぶることができて、つばが広めのものが便利です。治療中は頭皮がデリケートな状態なので、やわらかくて肌にやさしい素材のものを選びましょう。紫外線をカットしてくれる帽子もあります。

スカーフやバンダナは、できるだけ大きなサイズのものを選べば、折り方や巻き方をいろいろ工夫することができます。カラフルな柄を楽しんでみましょう。

まつげが抜けてしまった場合は、目にご

みが入りやすくなります。外出時は眼鏡やサングラスで目を保護するとよいでしょう。鼻毛が少なくなった場合は、マスクをして乾燥やほこりを防ぎます。

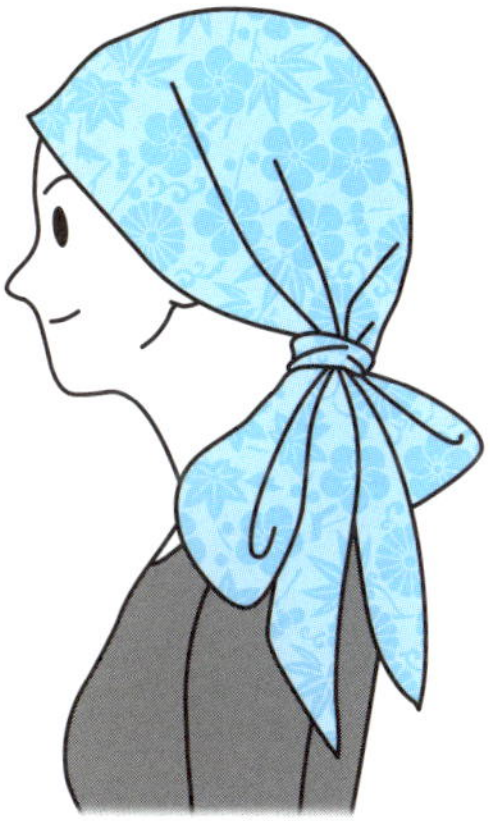

スカーフ

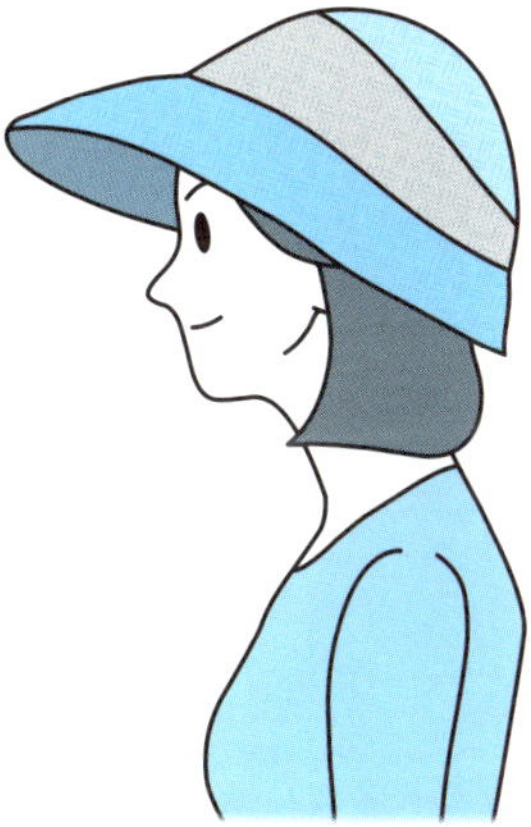

毛つき帽子

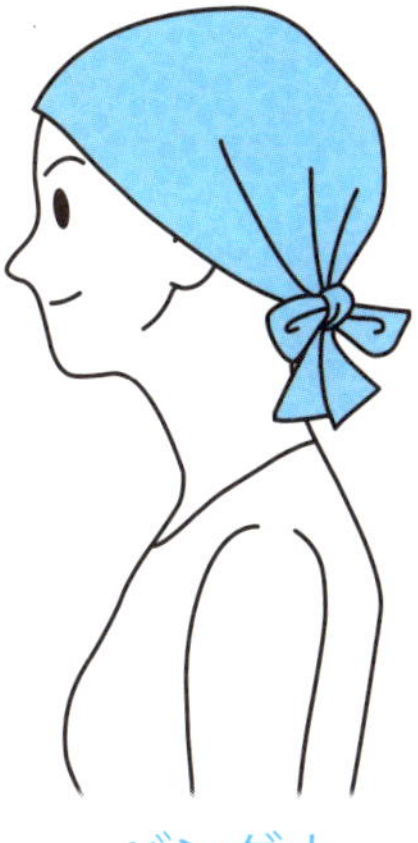

バンダナ

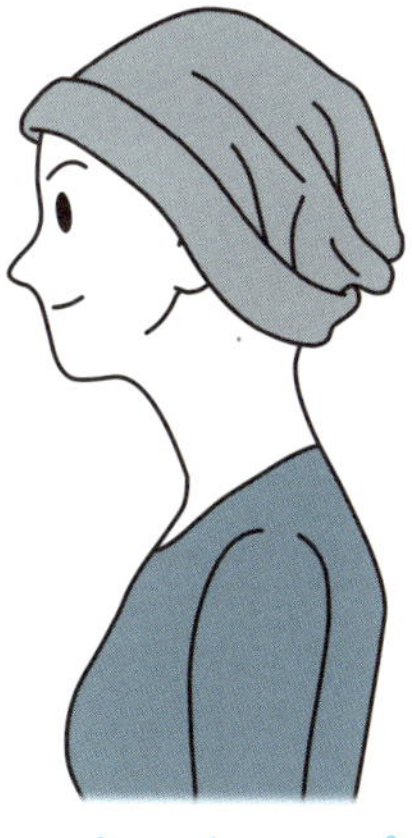

コットンキャップ

◀脱毛ケア▶

まゆ毛、まつ毛もしっかりカバー

顔の印象を変えないための工夫

まゆ毛やまつ毛が減ってしまうと、顔の印象が変わってしまいがちです。

まゆ毛は、まゆ墨やまゆペンシルで描くのが一般的です。まゆ毛をどれくらい入れたらいいのか迷ってしまいがちですが、治療前にまゆ毛がある状態の写真をとっておくと、後から参考になります。事前からまゆ毛を描く練習をしておくと、いざという時に慌てなくてもすむでしょう。

まつ毛のカバーは、つけまつ毛をつけたり、アイラインを描く方法があります。つけまつ毛では接着剤を使うので、かぶれることがあります。肌に合わないと感じた場合は、使用を中止してください。

色つきの眼鏡やサングラスをかけることで、まつ毛の脱毛を目立たなくすることもできます。外出時に目にごみが入るのを防ぐこともできるので、用意しておくと重宝します。

帰宅後はメイク落としでさっぱりきれいに

まゆ墨《ずみ》、アイラインなどのメイクは、帰宅後にはきれいに洗い落とします。

アイメイクは、専用のリムーバーで落としてからクレンジングします。クレンジング剤は、無香料、無着色の低刺激な製品を選びます。メイク落としは皮膚をこすらずソフトに行い、最後に洗顔、保湿します。

▼まゆの描き方とポイント

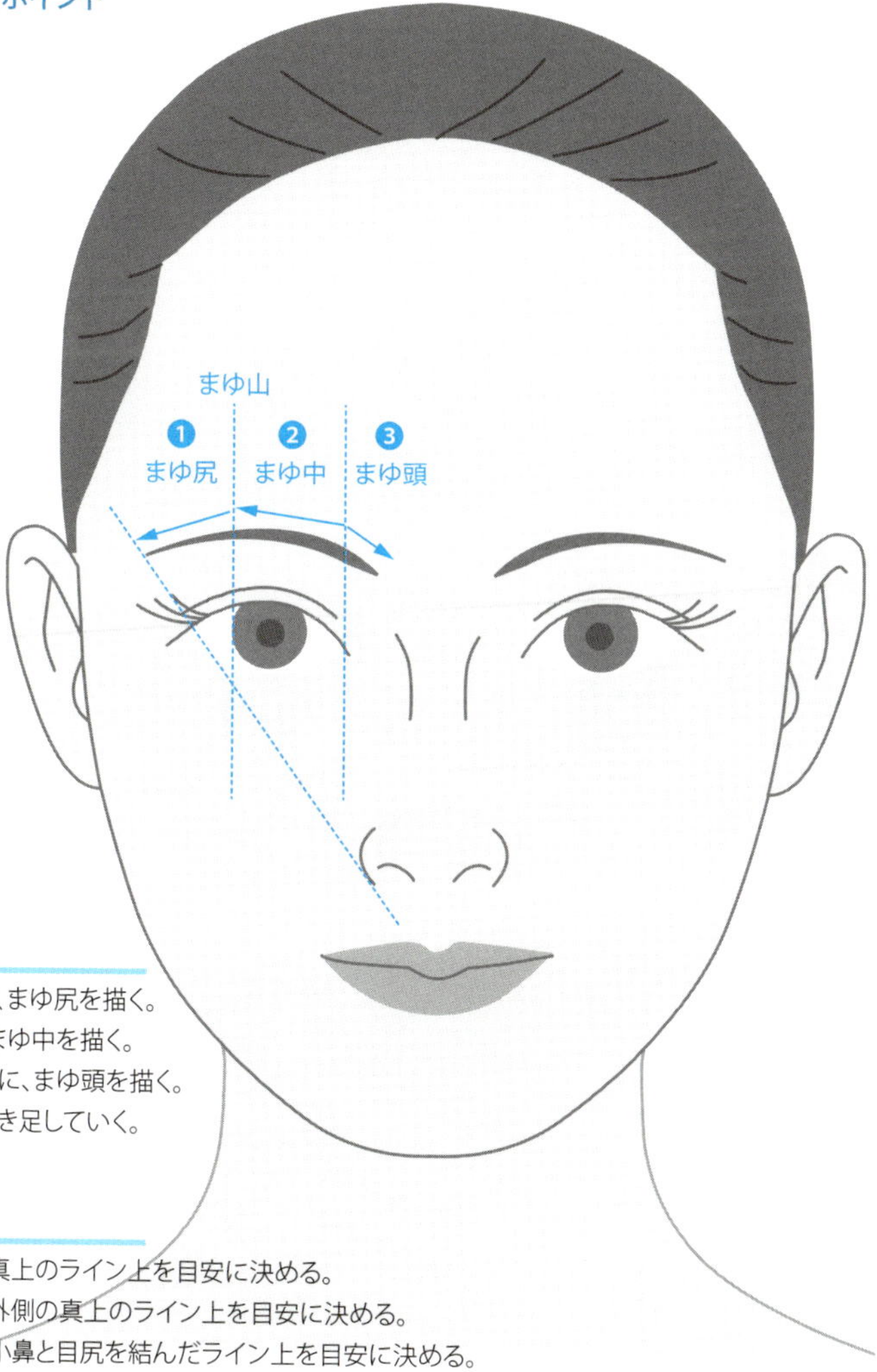

描き方

❶ まゆ山から始めて、まゆ尻を描く。
❷ まゆ山に向けて、まゆ中を描く。
❸ まゆ中から鼻方向に、まゆ頭を描く。
❹ 足りない部分を描き足していく。

ポイント

❶ まゆ頭は、目頭の真上のライン上を目安に決める。
❷ まゆ山は、黒目の外側の真上のライン上を目安に決める。
❸ まゆ尻の先端は、小鼻と目尻を結んだライン上を目安に決める。
❹ 濃すぎると不自然になるので、少しずつ描き足していく。

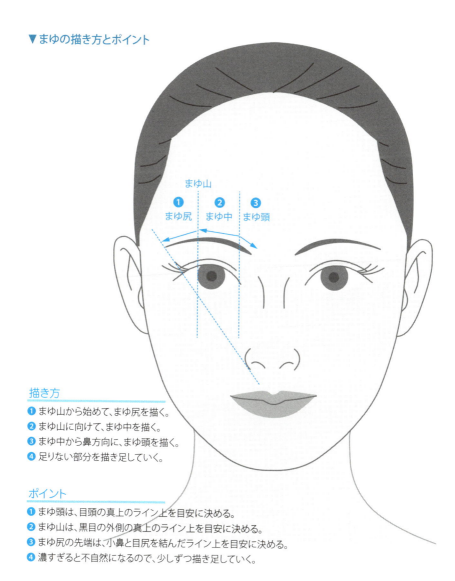

Column 5 化学療法は妊娠・出産に影響するの?

治療前にしっかり医師と相談を

化学療法によって、妊娠・出産に支障が出ることがあります。

女性の場合は排卵と月経が不順となったり止まることもあります。治療中に妊娠すると、抗がん剤の副作用で胎児に奇形が生じる可能性が報告されており、治療中の妊娠は避けます。

男性では、精子の数が減ったり、精子のDNAが障害を受けることもあります。性欲減退や勃起障害、射精障害などの性機能障害も考えられます。

将来子どもを持つことを希望している患者さんは、治療前に医師と十分に相談してください。

Column 6 休職による収入減の対策は?

傷病手当金などの制度を利用しましょう

がんも外来治療が可能となり、仕事を続けながら通院する患者さんも増えてきました。そうは言っても、一時的な入院が必要だったり、治療後数日間は副作用で外出もままならない状態が続くこともあります。そんな場合は治療を第一に考え、決して無理しないことが大切です。

病気休業中の健康保険加入者は、会社と医師の証明とともに申請書を提出することで、傷病手当金を受取ることができます。

その他、年金担保融資、生活福祉資金、高額療養費制度などを利用することで、医療費の負担を減らすことができます。

Chapter4

患者さんが語る
私のがん治療

体験談……❶

仕事一筋の人生にわり込んできた‘乳がん’

◎乳がん治療を経験
東京都　関有美（48歳）

「やっぱりいつもと違う…」。そう思って病院に行く決心をしたのは、昨年秋のこと。あらためて振り返ると、それ以前から予兆はありました。

３カ月ほど前から感じていた、胸の違和感。昔、授乳していたころ乳腺炎があって、その場所も痛みも似ている気がしました。私はもともと婦人科系のマイナートラブルが多く、月経痛、ＰＭＳ、子宮筋腫《しきゅうきんしゅ》など、周期的な不調を抱えがち。だから、かかりつけのクリニックで定期的に検診も受けて、前回のマンモグラフィー検査では何も映っていませんでした。そんなこともあって、最初は胸の違和感も、周期的に消えるだろうと高をくくっていたのです。

ところが今回は違う。そう思い始めたのは、同年の夏ごろからでしょうか。痛みに周期性がなくなってきて、胸にしこりのようなものがある。心配になって、夫と長女に確認してもらったりもしました。２人とも「う～ん」という困惑した反応だったので、検査を受けるしかないなと思いました。

それから病院に行ったのは、約1カ月後のこと。昨年は特に仕事が忙しく、長女は高校受験を控えていました。

私は某メーカーの企画やプロデュースを担当しており、海外出張も多い。仕事は徹底的にやらなければ気が済まないほうで、かといって、家庭もおざなりにしたくはない。夫の協力を得ながら、子育てもできる限りのことをやってきました。

自分が乳がんを疑い始めたころは、ちょうど職場環境に大きな変動があり、そこに娘の受験が重なって、当時の記憶がないほど多忙を極めた時期でした。

診断は、ごく初期の乳がん

仕事がひと段落し一息ついたところで、私はかかりつけのレディースクリニックで胸のしこりを診てもらい、近くの医療センターに紹介状を書いてもらいました。紹介された病院では、様々な検査を受けました。

その時もマンモグラフィーには何も映りませんでしたが、それはデンスブレスト（乳腺密度《にゅうせんみつど》が高く、乳房組織が白く映ってがん細胞を発見しにくい）のせいだったのでしょう。触診と超音波検査では明らかにしこりがあるので、その場で針生検《はりせいけん》も行いました。

それから1週間後、2センチ以下の小さな腫瘍がみつかりました。この時の話では、乳がんはごく初期のルミナールAタイプ。リンパ節への転移《てんい》がなければ、腫瘍《しゅよう》を切除後に、放射線治療とホルモン療法だけで大丈夫、早めにとってしまえば予後も心配ないとのこと。そうであれば、早くやれることをやってしまおうということになりました。

自分ががんになったことはショックではあったけれども、診断結果は比較的落ち着いて聞いていました。それは、ある程度がんの知識を持ち合わせていたからかもしれません。というのも、私の母親が脳腫瘍を20年間患って他界したこともあって、がんなどの病気に関する情報収集を継続的に行ってきたことが大きいと思います。

海外のがんの医療情報を翻訳して一般公開する団体でのボランティア経験もあ

り、そこでがんに関する最新情報もチェックしてきました。だから、乳がんについても一通りの知識を持っていたのです。

手術中にリンパ節転移がみつかる

転移がなく腫瘍をとるだけですめば、手術は2～3時間で終わるというのが、主治医の見立てでした。ただし、手術中に行うリンパ節生検で転移がみつかれば、その場でリンパ節を切除することにも承諾し、その場合は手術時間が伸びることも覚悟して手術に臨みました。

手術中はずっと夫が待っていてくれたのですが、結局は5時間以上もの時間がかかりました。私が麻酔から目を覚ました時、夫は目に涙を浮かべていました。手術時間が大幅に伸びたことで、かなり動揺していたようです。夫が人目もはばからずに涙を見せたのは、この時が初めてでした。

結局、手術中にリンパ節転移がみつかり、腋窩郭清《えきかかくせい》（わきの下のリンパ節を切除する手術）を行ったけれど、手術自体は成功。その後は、なかなか浸出液《しんしゅつえき》が止まらなかったので、２週間入院することになりました。

そして、がんのリンパ節転移は、今後の治療方針に変化をもたらすものとなりました。退院して１カ月のフォローアップ検診で何事もなければ、そこから抗がん剤治療を始めたいという医師からの申し出があったのです。

抗がん剤治療は本当に必要？

医師の説明では、リンパ節転移があったことと、年齢的なこと（まだ若い）を考慮してということでした。しかも、２レジメン（ＴＣとＡＣ）の抗がん剤治療も検討しているといいます。

この話を聞いて、私の中には疑問と動揺が渦巻き始めました。まずあったのは、自分の年齢、ルミナールＡという腫瘍タイプ、悪性度、ホルモンの感受性などを総合的に考えて、普通は抗がん剤治療が必要ないのでは？　という大きな疑問です。

私自身、抗がん剤に対する抵抗感は持っていないけれど、抗がん剤治療によって治療期間は大幅に伸びてしまいます。2レジメンやるとなれば、さらに倍の期間が必要になるし、抗がん剤の副作用によって生じる体の変化なども考慮すると、今後の生活設計は大幅に変わるでしょう。放射線とホルモン療法だけならば、1カ月程度で職場に復帰できるという算段だったので、「正直まいったな…」という気持ちになりました。

それだけに、なぜ抗がん剤適応になるのか、納得のいく説明をしてほしいと思いました。医療論文翻訳サイトのボランティアで知り合った乳がんサバイバーの知人に相談したり、アジュバントオンライン（https://www.adjuvantonline.com/）で、自分の病状から適切な治療法を調べてみたりもしました。

アジュバントオンラインとは、医療者ががんの治療方針を検討するために使うサイトです。年齢、がんのタイプや大きさなどを入力することで、治療別の5年生存率などを調べることができます。

(注)アジュバントオンラインは医療者を対象としたアプリケーションで、専門家以外の利用は推奨されていません。

自分でチェックしてみたところ、ルミナールAタイプでは、ホルモン療法と放射線療法は明確に生存率が変わることがわかりましたが、ホルモン治療に抗がん剤治療を加えても、その上乗せ効果は5年後で1～2％、10年後でも3～5％程度だったと記憶しています。確かに上乗せ効果はありますが、この2％や5％という微妙な数字をどう考えていいのかわかりませんでした。

主治医によれば、私はまだ若く、リンパ節転移もあったから、予防的に抗がん剤治療を行ったほうが安全ということでした。しかし、それで抗がん剤治療を受けるとしても、ＴＣとＡＣという二つのレジメンがなぜ必要なのか、明快な説明はもらえず、医療チームの中でも二つやるか一つやるかで意見が分かれていると言います。どちらにするかの判断は、１カ月後のフォローアップ検診時に行いたいということでしたが、どうしても納得がいきませんでした。

セカンドオピニオンで抗がん剤治療を決意する

そこで、例のボランティア活動を通じて知り合った腫瘍内科医の先生に、セカンドオピニオンをお願いすることにしました。私の医療データをすべてみてもらったところ、その先生も抗がん剤治療には賛成。理由は主治医の先生とほぼ同じで、あくまで再発予防と考えた時に、よほどのことがない限り抗がん剤治療を受けたほうがいいということでした。

ただし、その先生は、ＴＣだけで十分だろうという意見でした。アジュバントオンラインを一緒にみながら、統計上の２～５％の上乗せ効果がどういう意味を持つかという話も伺ったうえで、抗がん剤治療を受ける決心は固まりました。

ちなみに、米国などでも、ＴＣとＡＣを両方行うという考えの先生はいるそうで、この辺が納得できなかったのは、主治医とのコミュニケーション不足があったのだろうと今では思っています。

抗がん剤治療と副作用

結局、抗がん剤治療はＴＣレジメンのみということになり、セカンドオピニオンなどで１カ月ほどのブランクをおき、年末から抗がん剤治療を開始しました。

外来治療による約３カ月間は、ほとんど自宅で過ごしました。仕事に関しては、家でメールチェックをする程度。薬の副作用もあって、なかなか思うに任せないところがありました。

最初にきつかった副作用は、１回目の投与後１週間あたりから起こり始めた骨《こつ》髄抑制《ずいよくせい》でした。ちょうど年末で、息子が流行の溶連菌《ようれんきん》をもらってきてしまいました。娘も受験生だったし、家中厳戒態勢で用心していたものの、あえなく感染してしまいました。

頸のリンパがパンパンに腫れて、40度近くの高熱も出ました。病院で抗生物質をいただいてもまったく効きません。やはり骨髄抑制による白血球数の減少は顕著で、免疫力も低下していたのでしょう、白血球を増やすためにジーラスタ（G－CSF製剤）を注射してもらいました。

2サイクル目からは、抗がん剤投与後にジーラスタも注射することになりましたが、私はリウマチの持病もあって、継続的に免疫抑制剤を飲んでいました。そのせいかどうかはよくわかりませんが、骨髄抑制とともに肝機能も低下し、疲れとだるさが結構きつかった。肝機能の低下は結構深刻で、2回目からは抗がん剤の量も減らすことになりました。

抗がん剤治療を始めたころ辛かった副作用に、筋肉痛と関節痛もありました。筋肉痛は最初の投与から3～4日後に出始めましたが、なんていうんだろう、インフルエンザで寝込んだ時に体中が痛くてだるい感覚がありますよね。そんな感じの筋肉痛が、治療の各サイクル前半にはずっとありました。

味覚と嗅覚が激変する

苦痛を伴うほどではないけれど、味覚の変化はすごく嫌な体験でした。何を食べてもほとんど味がしない。味としてわかるのは、強い酸味くらいです。食感もおかしくなり、何を食べても砂やビニールなどの無機物を口に入れている感覚でした。

味覚に変化が生じたのは、治療を始めて1週間後あたりから。それから徐々にひどくなり、治療サイクルが進むにつれて、味覚異常は進行していったように思います。

味覚とともに食欲に影響したのは、食品のにおいです。鈍感になっていく味覚とは反対に、臭覚はどんどん敏感になっていくようで、様々なにおいで気分が悪くなりました。特にダメだったのが、出汁《だし》をとる時の、もわっとしたあのにおい…。煮物のにおいも同様に苦手でした。イースト菌のにおいもダメで、食パンはミミの部分しか食べられません。

それから、自分でも意外だったのは、赤ワインやコーヒーのにおい。元気なころはどちらも好きだったのに、なぜか見るだけでも吐き気がするようになってしまいました。

においのせいで食べられないものは多く、食べられるのは、においの少ない冷たい食品ばかり。例えば、コンビニで買ってきた梅のおにぎり、冷たいポタージュスープも大丈夫、白身魚の刺身もよく食べました。それから、夫が作ってくれたカレーも好物でした。普通のカレーは油が多くてＮＧでしたが、すりつぶした野菜と香辛料で作った油っ気のないカレーです。

足と顔がパンパンにむくむ

治療の後半は、ドセタキセル（ＴＣ療法で使う抗がん剤）の副作用でむくみがひどくなりました。最初は両脚がひどくむくみ、回数を重ねるごとに悪化していきました。３サイクル目あたりから手のひらと顔もむくみはじめ、最後の４サイクル目では、顔つきが変わるくらいひどくなりました。

足のむくみがひどい時は、靴も入らないくらいでした。家にいる時は医療用の弾性ストッキングをはいて、ずっと足を上げていないと辛い感じです。外来治療中には出勤しなかったのですが、その最大の原因は、むくみにあったと言ってもいいくらいです。

ホルモン治療とこれから

抗がん剤治療が一通り終わると1カ月間休薬し、放射線治療を開始しました。私の場合、放射線による身体的負荷はほとんどなく、放射線を当てた部分の痕が気になるくらい。副作用よりも、毎日の通院が面倒で負担に感じました。

放射線治療とほぼ同時に、タモキシフェンによるホルモン治療も開始。こちらは毎日ホルモン薬を飲み、3カ月に一度フォローアップ検診があります。

今年の春から職場に復帰し、放射線治療が終わってからは、ほぼフルタイムで出勤。現在は、ホルモン治療を続けながら経過観察中です。

抗がん剤と放射線治療を終えて一区切りはついたけど、本当に治療が終わるのはホルモン治療終了後、ホルモン薬は10年続ける予定だから、先はまだまだ長い。私の友人にもホルモン治療を続けている人がいるけれど、薬を飲み続けていると、時々何もかも嫌になって放り出したくなることがあるそうです。

友人の気持ちは、とてもよくわかる気がします。周囲は自分のことをすでに病人だと思っていないし、自分もがんのことなど忘れてしまいたい。でも、毎朝必ずホルモン薬を飲まなければいけないから、その都度自分が治療中であることを思い出さざるを得ない。これは結構辛いことです。

今の私は、職場に完全復帰できているわけではありません。普通に生活する分には支障なくても、仕事では対人交渉の場面が多かったり、資料作成などで量的にも精度的にも高度な思考を求められます。そんな際に、言葉がスムーズに出てこなかったり、考えがまとまらずに文章の精度が低くなると、気分が落ち込んでしまうことがあります。単にまだまだ本調子には程遠いだけなのか、抗がん剤治療によるケモブレインが影響しているのか、ホルモン治療による副作用で知的活動が遅滞しているのか、はっきりとした原因はわかりません。

闘病を支えてくれた家族たち

乳がんと診断されてから9カ月がたちました。私はとりあえず、乳がんの急性期を乗り越えた段階といったところでしょうか。

この間、家庭内でもいろんな変化がありました。受験生だった長女は、無事に高校進学。もともと肝が据《す》わった娘ではあるけれども、内心は嵐が吹き荒れていたのかもしれない。私を安心させるために、早く合格しようという一心で受験に臨んでいた節もある。そう考えると、胸に込み上げてくるものがあります。

甘えん坊だった弟は、少し自立心が芽生えてきました。母の病気を目の当たりにして、自分がしっかりしないといけないと思い始めたようで、性格的にも一番大きく変わったのは彼かもしれません。

そして最もしんどい思いをしたのは、やはり夫ではないかと思います。夫は、家庭の事情を考慮してくれた勤め先の厚意により一時休職することができ、私の看病から何から、家庭を支えてくれました。感謝という言葉だけでは、とても言い表せない思いがあります。

がんは私をどう変えたのか？

私にとって、この9カ月間は何だったのか？　その答えは、しばらくは出そうにありません。自分はがん患者としてそれほど重篤《じゅうとく》なわけではないし、この病気が人生を一変させたとも思いにくい。病気そのものへの不安よりも、がんによって社会から一度降りなくてはならない不安のほうが、自分にとっては大きなものでした。

自分が抜けたらこの仕事は立ち行かなくなる。そんな思いを支えにして、今までがむしゃらに頑張り続けてきたのだと思います。しかし実際は、自分が抜けても社会や会社は回っていくもの。今回は、がんのおかげで強制的に社会から隔離《かくり》され、降りることができない自分から解放されたのかもしれません。

しかし、実際の自分の思いは、それほどきれいに整理できていません。結局は今やりたいことと現実のギャップに不満を抱いているし、今の状態を受け入れて適応しようとする自分もいます。もうちょっと時間がたてば、「これでよかったんだ」と思える日が来るのかもしれませんが…。

ただ一つ、よかったと思えることもあります。それは自分の完璧主義というか、細かいところもゆるがせにできない性分に変化があったこと。今の自分自身については満足できない部分がありますが、人に対しては許容範囲が広がりました。

これまでは、自分が目指すレベルに達していないものは受け入れがたかった。だから、人に頼んだり任せたりすることが、なかなかできませんでした。それが、ある程度水準を下げてもＯＫを出せるようになってきました。妥協するというよりも、周りと一緒に物事を回していくことのほうに重点を置くことができるようになったのだと思います。

最後にもう一つ、これでよかったと確信していることがあります。それは、乳がん治療でやれることはすべてやったこと。ここまでやっても、再発の可能性はゼロではありません。でも再発した時に、もしやり残していることがあれば、すごく後悔することになるでしょう。そういう意味では、自分で納得したフルコースの治療ができて本当によかったと思っています。

体験談……❷

突然の難病宣告を乗り越えて

◎骨髄異形成症候群（MDS）治療を経験
東京都　Yoko.N（50代）

唐突な診断は待ったなしの余命2年…

ＭＤＳ（骨髄《こつずい》異《い》形成《けいせい》症候群《しょうこうぐん》）という病気をご存知ですか？　血液の源となる造血幹細胞《ぞうけつかんさいぼう》の異常で、未熟な不良品の血液がつくり出されてしまう病気です。ＭＤＳが進行すると急性骨髄性《きゅうせいこつずいせい》白血病《はっけつびょう》になることもあるので、白血病一歩手前の病気と言われています。

私は父親をＭＤＳで亡くしており、この病気については、詳しく調べたことがあります。当時は治療法がまだ整っていなくて、年齢的な問題から骨髄移植もできず、満足な治療ができなかったと記憶しています。でもまさか、自分も同じ病気になるとは思ってもいませんでした。

数年前から健康診断のたびに「血液の数値が悪いですね」と言われるようになりました。赤血球や白血球などの数が基準よりも少ないんですね。そして前回の検診時には「そろそろ血液内科を受診してみたほうがいい」と言われました。

それで病院に行くと、いきなり骨髄穿刺《こつずいせんし》（マルク）をすることになりました。マルクは、人によっては「軽い交通事故」だとか「魂を抜かれる」くらいの衝撃と聞いていましたから、まさか初診時にやるとは思っていませんでした。それでも麻酔のおかげか検査時はほとんど痛みなく、検査は無事終了（翌日から痛くなりました…）。検査後にはその場で、「すぐに治療を始めたいので入院してください。待ったなしですよ」と言われてしまいました。

「待ったなし？　ちょっと待ってください。昨日まで普通に元気に過ごしていたのに、即入院ですか？」詳しく話を聞くと、このまま何もしなければあと2年しかもたないという話でした。「何ですかそれ！　もしかして他人の血液データと間違えていませんか？」と思わず聞き返したくなるほど急で予想外な話。半信半疑で、まったく心の整理もできずに「まいったな」と思うしかありませんでした。

今起こっていることをしっかり把握するには、時間がかかりそうでした。

にわかには信じがたいけど、父の例を見ているから、怖い病気であることはわかる。結局は目の前に突然現れた現実に従うしかなく、他県で療養生活を送る母の様子をうかがいに行き、会社に事情を告げ業務を整理して、あわただしい入院となりました。

ビダーザを打ちながら今後のことを考える

とりあえず入院は2週間。病状を進行させないためにビダーザという分子標的《ぶんしひょうてき》薬《やく》を1週間毎日注射し、その後の1週間は休薬して様子を見るという感じでした。ビダーザによる副作用はほとんどなく、お腹に打つ皮下《ひか》注射のあとが痛い程度。入院中はPCの持ち込みを許可されていたのである程度仕事もしていたし、お見舞いに来てくれた方と院内でお茶しに行ったり、割と拘束感のない入院でした。

この期間、私は今後のことをあれこれ考えました。MDSは難病指定されており、自分が今後どうなるかの予測は難しい。私自身は病気を治して社会復帰することしか考えていませんでしたが、実際にどんなリスクが降りかかってくるかはわかりません。治療中にもしものことがあるかもしれないし、退院後に障害が残る可能性だってある。今の仕事をそのまま続けられないことだって十分考えられます。私は一人っ子だから、施設で療養中の母のことが何より心配でした。

そこでまずは、ファイナンシャルプランナーを病室に呼び、自分が持っている保険証書をすべて見せて、私はこれからどうしたらよいか教えてもらいました。とても親切なプランナーさんで、各保険会社へ医療費請求する際にどう説明したらいいのかも、すべて書いていってくださいました。

次に、知り合いに事情を話し、私に何かあった時に母が困ることがないよう一切のことを整えることができる弁護士を紹介してもらい、病院へ来てもらって遺言や財産のことなどを相談しました。今思えば、あれやこれやで結構忙しい入院生活でした。

注射の痛みとビタミン点滴治療

2週間の入院ではビダーザの副作用がほとんど出ないことがわかったので、その後は通院治療となりました。1週間抗がん剤治療を受け、3週間休むというサイクルです。そんな通院治療を半年ぐらい続けたでしょうか。

その間に感じたことは、注射を打つ痛みも結構なストレスになるということ。ビダーザは皮下注射で、一度に2カ所小さな針を打つのですが、打った後が痛くなるので、毎回同じ場所には打てません。最初は腕に注射してみたのですが、よく動かす部分なので注射後にこすれて痛い。だから、お腹に打ってもらうようにしたのですが、それでも注射後は痛いし黒ずんでしまいます。「この痛みは何とかならないかなあ」とよく思いました。

そんなこともあって、抗がん剤を休む期間には、高濃度ビタミンCの点滴をほかの医療機関で何回か受けました。高濃度ビタミンC点滴療法は、知人に勧められ、自分で書籍を読み、選択肢の一つとして考えていたものです。実際にやってみると、皮下注射での痛みが和らぎ、注射後の肌の状態も回復しやすい気がして、自分には合っていると思いました。通院治療半年をへて、私は結局移植治療をする決心をしたのですが、万全の状態で治療に臨むためにも、ビタミン治療は強い味方となったと思っています。

さい帯血移植《たいけついしょく》を乗り切る

ＭＤＳを治すために、私はさい帯血移植をすることにしました。そう決めた後も、気持ちはしばしば揺れました。移植後も今と同じように生活をしていけるのか？　移植によって今の生活が望めなくなるのではないか？　仕事は、友人関係は、私の人生はいったいどうなるのか？　考える度に落ち込んだり、友達相手に泣いたりもしていました。一度決めたからといって、不安が全くなくなるなんてことはありませんでした。日々うろたえ、どこか逃げられるところはないかと探しながら、前に進む。そんな感じでした。

入院中のある日、担当の先生と看護士さんに「やっぱり移植なんてしたくない！」と泣きながら訴えたこともあります。すると、先生は「治療開始の前日まででしたら引き返せますから、嫌だったらその日までに言ってください。でも移植治療が始まったら引き返せませんよ」と軽やかな口調で言いました。その声を聞きながら、ふと力が抜けて気持ちが決まった気がします。

移植に先立っては、自分の骨髄の腫瘍化した細胞を根絶するために放射線照射と大量の抗がん剤投与が行われます。治療初日に放射線の全身照射をした後から嘔吐《おうと》が始まり、それは退院までの3カ月間、程度の差こそあれ、毎日続きました。さい帯血移植《たいけついしょく》は5~6分くらいの短いものでした。「あれ、もう終わりなんだ」という感じでした。順調にいけば2~3週間でさい帯血が生着して正常な血液を作り出すようになりますが、そうなるまでの間のせめぎあいがあります。GVHD(移植片対宿主病《いしょくへんたいしゅくしゅびょう》)といって、体内に入った他人の細胞が、わたしの体をよそ者とみなして攻撃してくるのです。

毎日いろんなことが起きました。掌《てのひら》の皮膚が剥《む》けてきたり、身体の皮膚の色が見たこともないような焦げ茶色に変色したり、顔や手がゴジラのようにゴツゴツしてきたり、特に耳は破裂するくらいに膨らんだりもしました。熱や嘔吐、倦怠感が続きました。いつもは当たり前のように見ていたテレビやスマホは疲れるので、3分も見ていられませんでした。

日ごとの体調に波があり、一体全体よくなっているのかどうなのか。とにかく今日のことだけを考えて、「今日私のやることをやろう」と言い聞かせていました。私のやることといったら、シャワーを浴びる、2時間空けずにうがいする、水分を1・5リットルとる、とかそんなことです。これまでの私なら難なくできることばかりですが、当時の私にとっては、1日がかりの大仕事。それでも目標があるのは大きな励みとなりました。

そんな中、私を励ましてくれたのは、周囲の人たちとの関わりでした。移植治療を担当してくださる先生方、看護士さんたち、薬剤師さん、管理栄養士さん、リハビリの先生といった医療チームの皆さん。その仕事ぶりは実にプロフェッショナルで、治療を成功に導いてくれる心強い支えとなりました。いつか自分が仕事に復帰した時には、「自分の役割と責任を果たす心意気を持ってやっていきたい」と彼らを通して思いました。

一緒に入院している方々と知り合ったことも、思いがけない贈り物になりました。体調のいい時にはお喋りして笑いあったり、声をかけあったりしていました。ここには、厳しい治療中ではあるけど、自分の病気を忘れる瞬間があったなと思うのです。得意な三味線を聞かせてくれる人がいたり、海外での経験を楽しげに話してくれたり、晴れた朝にはラウンジから一緒に富士山を眺めたり。お互いの大変さを大きく包み込む関わりがありました。

これからを生きていく

その後は、日常生活が送れるくらい回復したところで退院。約1年の自宅療養をへて、1年ほど前から仕事に少しずつ復帰、今ではフルタイムで働いています。

職場に戻った初日は、いったいどういう顔をしていったらいいのか、どう挨拶すればいいのか、あれこれと考えては緊張していました。会社に行くと、「お帰りなさい」とか「お待ちしていました」「また一緒に仕事できますね、うれしいです」という声をたくさんいただきました。ほっとしました。そして、私の場所があることに感謝しました。今度は私が誰かの背中にそっと手を添えるようでありたいと思います。

思えば、退院してすぐの頃は、筋力の衰えからか、一度しゃがむと立ち上がることさえ大変なことでした。風邪など感染症のリスクもあり、外出をはじめ控えなくてはならないことも多くありました。今でも外出時にはマスクをしたり、紫外線に気をつけたり、疲れすぎないように体調管理にも気を配っています。定期的な検診もかかせません。

寛解《かんかい》5年と言われていますが、私は今ちょうど中間地点を通過中です。周囲の人には元気に映っているのかもしれません。私自身も手放しにそう思いたいのですが、不思議と私の中のどこか片隅に己を律している自分がいるのを感じます。なんとも言い難いのですが、MDSと一緒に生きて行く覚悟、みたいなものかもしれません。

私はMDSになりました。さい帯血移植をし、この治療に打ち克って、今日を生きています。でも、MDSになった体験は消えません。むしろ、病気になって一度立ち止まったことは、自分にとって大事な体験だったように思います。

以前よりも周りを見渡しながら過ごしていく余裕が生まれたというのでしょうか。自分にも周囲にも、優しくなっていると思います。何よりも他の人に合わせて自分を我慢することが減りました。これからの人生で起こることを、ごきげんに、楽しんでいきたいと思っています。

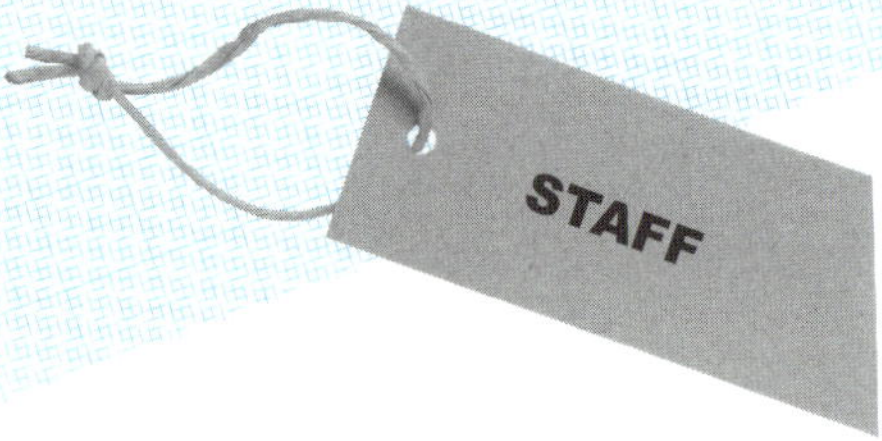

企画・進行…廣瀬和二　湯浅勝也　高橋栄造　説田綾乃　中嶋仁美　永沢真琴

販売部担当…杉野友昭　西牧孝　木村俊介

販売部…辻野純一　薗田幸浩　亀井紀久正　平田俊也　鈴木将仁

営業部…平島実　荒牧義人

広報宣伝室…遠藤あけ美　高野実加

メディア・プロモーション…保坂陽介

Mail:info@TG-NET.co.jp

カバーイラスト◎アサリマユミ

編集・構成◎末村成生

協力◎後藤正子

カバーデザイン／本文イラスト◎笹森識

本文 DTP／図版◎ SASSY Fam

[監修] 中川靖章(なかがわ やすのり)

医学博士。日本がん治療認定医。

1993年、日本大学医学部卒業。日本赤十字社医療センター内科研修医を経て、1998年には同センター血液内科医師。2005年、東京医科歯科大学医学部大学院卒業。以降、日本赤十字社医療センターにて、輸血部副部長、外来化学療法室長兼任、化学療法科副部長、化学療法科部長を務める。

2015年、なかがわ内科クリニック開業。

現在は、なかがわ内科クリニック院長、日本赤十字社医療センター血液内科外来担当医を兼務。東京医科歯科大学医学部非常勤講師も務める。

ドクターが教《おし》える
抗《こう》がん剤治療《ざいちりょう》がラクになる生活術《せいかつじゅつ》

2017年 9 月25日　初版第1刷発行
2022年 6 月15日　初版第4刷発行

監修者　中川靖章

発行者　廣瀬和二

発行所　株式会社 日東書院本社
〒 113-0033
東京都文京区本郷 1-33-13　春日町ビル 5F
TEL　03-5931-5930（代表）
FAX　03-6386-3087（販売部）
URL　http://www.TG-NET.co.jp

印刷所　大日本印刷株式会社
製本所　株式会社セイコーバインダリー

ISBN978-4-528-02166-2 C2047